Tobias Ahrens

KAMPŌ

Einführung in die japanische Pflanzenheilkunde
in 25 Fragen und Antworten

Für Evelyn,
ohne die ich diese Reise wohl nie unternommen hätte
und die mich immer wieder neu inspiriert.

Tobias Ahrens

KAMPŌ

Einführung in die japanische Pflanzenheilkunde in 25 Fragen und Antworten

iudicium

Eine Publikation der OAG Deutsche Gesellschaft für Natur- und Völkerkunde Ostasiens, Tokyo, im IUDICIUM Verlag.

Wichtiger Hinweis für den Leser:
Die Medizin unterliegt einem ständigem Wandel bedingt durch die kontinuierliche Erforschung und klinische Erfahrung. Der Herausgeber und Autor des vorliegenden Buches haben mit größtmöglicher Akribie versucht zu gewährleisten, dass die in diesem Buch gemachten Angaben hinsichtlich Indikationen, Dosierung und Nebenwirkungen dem Stand der Wissenschaft bei Veröffentlichung entsprechen. Dies entbindet den Leser aber nicht von der eigenen Sorgfaltspflicht beim Umgang mit den in diesem Buch gemachten Angaben. Jeder Nutzer ist in diesem Sinne angehalten, vor der Anwendung sich selbst über die Richtigkeit der gemachten Angaben zu vergewissern. Jede Dosierung und Anwendung erfolgt auf eigene Gefahr des Nutzers. Autor und Herausgeber bitten bei auffallenden Fehlern oder Ungenauigkeiten dies mitzuteilen.

Bibliografische Information
der Deutschen Nationalbibliothek

Die Deutsche Nationalbibliothek verzeichnet diese Publikation in der Deutschen Nationalbibliografie; detaillierte bibliografische Daten sind im Internet über http://dnb.d-nb.de abrufbar.

ISBN 978-3-86205-127-4

Druck: Totem Inowrocław
Umschlaggestaltung: Eveline Gramer-Weichelt, Planegg
Coverfoto: Peter Brune
www.iudicium.de

Inhaltsverzeichnis

Glossar

Abdominal: Auf den Bauch beziehend

CAM: Engl. *complementary and alternative medicine*, Überbegriff für verschiedene komplementäre und alternativmedizinische Verfahren

COPD: Engl. *chronic obstructive pulmonary disease*, chronische Lungenerkrankung mit Verengung der Atemwege, Luftnot und Husten

DÄGfA: Deutsche Ärztegesellschaft für Akupunktur

Dekokt: Wässriger Auszug einer Kampō-Rezeptur, entsteht durch ca. halbstündiges Kochen der Einzeldrogen einer Rezeptur.

Dōsan Manase (1507–1594): Wichtiger Vertreter der *gosei ha*

Edo-Zeit: Epoche der japanischen Geschichte von 1603–1868, gilt als Blütezeit der Kampō-Medizin.

Epigastrium: Bereich zwischen Bauchnabel und unterem Ende des Brustbeins

Evidenz: Wissenschaftlich fundierter Wirksamkeitsbeleg

Funktionelle Beschwerden: Beschwerden, denen kein klares anatomisch-physiologisches Korrelat zugrunde liegt. Der Patient hat deutliche Beschwerden, es lässt sich jedoch auf körperlicher Ebene nichts finden, das therapiert werden kann.

Grippaler Infekt: Medizinische Bezeichnung für eine Erkältung, in der Regel durch Viren ausgelöst

ISJKM: International Society for Japanese Kampō Medicine

Kampō: Traditionelle japanische Phytotherapie

Meiji-Zeit: Epoche der japanischen Geschichte von 1868–1912; Phase der Verdrängung von Kampō durch die westliche Medizin

***mibyō*:** Zustand zwischen Gesundheit und Krankheit, der von der naturwissenschaftlich orientierten Medizin nicht erfasst wird.

Naturwissenschaftlich orientierte Medizin: Synonym für westliche Medizin oder Schulmedizin

***nobose*:** Japanischer Begriff, der für eine Kombination aus verschiedenen Symptomen steht: Thorakale oder abdominelle Palpitationen, Schwindel, aufsteigendes Hitzegefühl mit rotem Gesicht und kalten Füßen, Schwindel, Druckgefühl im Kopf.

Palpitationen: Unangenehmes Empfinden des eigenen Pulses, kann im Bereich von Brustkorb oder Bauch verspürt werden.

Pathologisch: Krankhaft, nicht den normalen Lebensvorgängen entsprechend

Physiologisch: Den normalen Lebensvorgängen entsprechend

Phytotherapie: Gleichbedeutend mit dem Begriff Pflanzenheilkunde

Phytotherapeutika: Pflanzliche Arzneimittel

Rampō: Bezeichnung für die europäische Medizin während der Edo-Zeit

Polypharmazie: Regelmäßige Einnahme von fünf oder mehr Medikamenten

Prolongiert: Bedeutet verlängert, hier vor allem auf den Krankheitsverlauf bezogen

Rekonvaleszenz: Zeitraum der Genesung von einer Erkrankung

***shō*:** Zentrales Konzept der Kampō-Medizin, beschreibt gleichermaßen, welche Symptome eine Rezeptur therapiert und an welchen Beschwerden der Patient leidet.

Symptomkomplex: Kategorie, der verschiedene Befunde und Symptome zugeordnet sind

TCM: Traditionelle Chinesische Medizin

Thorakal: Auf den Brustkorb beziehend

TJM: Traditionelle Japanische Medizin

Tōdō Yoshimasu (1702–1773): Vertreter der *kohō-ha* und Mitbegründer der Bauchdeckendiagnostik

Vorwort

Die Idee für dieses Buch ist aus einem Vortrag und einer Museumsführung hervorgegangen, die ich im Jahr 2015 für die Deutsche Gesellschaft für Natur- und Völkerkunde Ostasiens (OAG) Tokyo halten bzw. leiten durfte. In Anlehnung an die Grundidee dieser Veranstaltung, das Thema Kampō einem interessierten Laienpublikum näherzubringen, ist das Ziel dieses Buches ebenfalls, die Theorien und diagnostischen Methoden der Kampō-Medizin auf eine verständliche Art und Weise zu präsentieren und dem Leser einen Zugang zu dieser Therapieform zu ermöglichen, die bisher außerhalb Japans leider kaum bekannt ist. Ich habe in diesem Zusammenhang versucht, soweit wie möglich auf die Verwendung medizinischer Fachbegriffe zu verzichten. Nichtsdestotrotz wird man beim Lesen dieses Buches auf eine ganze Reihe neuer und komplexer Begrifflichkeiten stoßen. Einen Überblick liefert diesbezüglich das Glossar.

Warum 25 Fragen?
Dieses Buch soll sowohl mit als auch ohne medizinisches Vorwissen verständlich und interessant sein. In diesem Zusammenhang bietet sich die Strukturierung anhand von Fragen besonders an, weil sie dem Leser ermöglicht, sich entsprechend seinem Vorwissen bzw. Interesse gezielt mit den für ihn relevanten Themenbereichen zu beschäftigen. Da in diesem Sinne jede Frage und Antwort auch für sich allein verständlich sein soll, ließ es sich leider nicht vermeiden, gewisse grundlegende Begriffe mehrfach zu erläutern. Natürlich spricht auch nichts dagegen, Frage 1 bis 25 chronologisch zu lesen. Im Gegenteil, die Fragen bauen durchaus aufeinander auf und sollen den Leser Schritt für Schritt durch das Themenfeld der Kampō-Medizin führen.

Einen besonderen Dank möchte ich an dieser Stelle an alle Ärzte des Oriental Medicine Research Centers der Kitasato-Universität richten, ohne deren Engagement ich mir das Wissen, welches diesem Buch maßgeblich zugrunde liegt, nur schwerlich allein hätte aneignen können. Besonders meinen Lehrern Prof. Hanawa, Dr. Odaguchi, Dr. Kawanabe, Dr. Oikawa, Dr. Wakasugi, Frau Sekine und Dr. Ito möchte ich in diesem Zusammenhang für die lehrreichen Stunden und die Möglichkeiten zur praktischen Anwendung danken. Ein besonderer Dank geht auch an Frau Dr. Reißenweber-Hewel, die mir den Kontakt zur Kitasato-Universität vermittelte und die sich mit einem unglaublichen Engagement dafür einsetzt, dass Kampō auch außerhalb Japans an Bekanntheit und Anerkennung gewinnt. Vergessen möchte ich auch nicht Frau Dr. Roeder von der OAG Tokyo, die mich im Jahr 2015 zu besagtem Vortrag einlud und mich bei der Arbeit an diesem Buch unterstützte.

Frage 1: Wie kommt man auf die Idee, Kampō-Medizin zu studieren?

Als ich im Jahr 2007 mein Medizinstudium begann, war ich sehr motiviert und glaubte fest daran, dass die Schulmedizin Großartiges vollbringt und täglich vielen Menschen hilft. Bis heute bin ich davon überzeugt, dass wir trotz steigender Beiträge und Reformierungsbedarf in verschiedenen Bereichen sehr stolz auf unser Gesundheitssystem sein können. Mit der Schulmedizin wird heute tagtäglich in der Tat Großartiges für Patienten getan! Die Erfolge bei der Bekämpfung von Infektionskrankheiten und der Therapie verschiedener bösartiger Erkrankungen wie Leukämie, Darm- oder Brustkrebs sind nur einige Beispiele und mittlerweile ja schon fast zur Selbstverständlichkeit geworden.

Nichtsdestotrotz stellte sich im Laufe meines Studiums eine gewisse Unzufriedenheit ein, was vor allem die Therapie sogenannter alltäglicher und funktioneller Beschwerden betraf. Mit alltäglichen Beschwerden beziehe ich mich auf primär ungefährliche, aber mitunter sehr belastende Symptome wie Rückenschmerzen, Erkältung, Kopfschmerzen, Schlafstörungen, Müdigkeit oder Verstopfung, mit denen Patienten gerade in der hausärztlichen Praxis oft vorstellig werden. Aber auch andere Fachrichtungen sehen sich häufig mit diesen Problemen konfrontiert, beispielsweise in Form einer begleitenden Symptomatik oder als mögliche Nebenwirkung medikamentöser oder nichtmedikamentöser Therapien. Wichtig ist an dieser Stelle anzumerken, dass sich hinter all diesen Beschwerden prinzipiell eine ernsthafte Erkrankung verbergen kann, weshalb eine primäre fachärztliche Abklärung erfolgen sollte. In der überwiegenden Zahl der Fälle ist jedoch entweder keine spezifische und nur in seltenen Fällen eine bedrohliche Ursache zu finden. Die Beschwerden macht das nicht weniger belastend, sie sind jedoch in der Regel nicht gefährlich für den Patienten. Ein klassisches Beispiel hierfür ist der Kreuzschmerz, bei welchem in 80–90 % der Fälle kein klares Korrelat auf körperlicher Ebene zu identifizieren ist.[1] Dennoch leiden die Patienten sehr, und oftmals sind mit diesem harmlosen Kreuzschmerz lange Krankschreibungen verbunden. Alltäglich heißt also keinesfalls irrelevant: Alltagsbeschwerden können

[1] vgl. Casser et al. 2016

mit einem hohen Leidensdruck und enormen sozioökonomischen Kosten verbunden sein!

Unter funktionellen Beschwerden versteht man wiederum Symptome ohne eine klare organische Ursache bzw. ein Korrelat auf körperlicher Ebene, das das jeweilige Symptom auslöst. Insofern gibt es eine große gemeinsame Schnittmenge zwischen den erwähnten Alltagsbeschwerden und funktionellen Beschwerden, da auch bei Alltagsbeschwerden oft keine organische Ursache gefunden wird. Patienten mit funktionellen Beschwerden haben oft eine lange Krankengeschichte und werden bei Ärzten verschiedenster Fachrichtungen vorstellig. Oft müssen die Patienten in diesem Zusammenhang viele belastende diagnostische Verfahren über sich ergehen lassen, ohne dass am Ende die erhoffte klärende Diagnose gestellt werden kann. Dies ist weder für den Arzt befriedigend, der seinem Patienten helfen möchte, noch für den Patienten, der trotz fehlender Ursache für seine Beschwerden leidet. Es ist leicht nachzuvollziehen, dass dies auf allen Seiten mit einem hohen Frustpotenzial verbunden ist. Nicht selten fühlt sich der Patient unverstanden und meint, dass seine Beschwerden nicht ernstgenommen werden.

Trotz der großen Häufigkeit von alltäglichen und funktionellen Beschwerden musste ich im Laufe meiner Ausbildung feststellen, dass es an ausgereiften Konzepten zur Therapie selbiger mangelt. Das wiederum ist nicht verwunderlich. Wie möchte man auch ohne eine klare, belastbare Diagnose bzw. eine identifizierbare Ursache therapieren? Kurzum: Es gibt eine nicht unbedeutende Zahl an Patienten, die mit ihren Beschwerden durch das Raster fallen. Wäre diese Art von Symptomen nun sehr selten, könnte man diesen Missstand auch in Anbetracht der Ungefährlichkeit gut verkraften. Leider ist jedoch genau das Gegenteil der Fall. So klagen beispielsweise 70 % der erwachsenen Bevölkerung jährlich über mindestens eine Rückenschmerz-Episode, die als ungefährlich einzustufen ist.[2] All dies führte dazu, dass ich mich schon früh im Laufe meines Studiums für Möglichkeiten interessierte, die diese therapeutische und diagnostische Lücke schließen können.

In diesem Zusammenhang bin ich zunächst auf die Akupunktur als eine Therapieform der Traditionellen Chinesischen Medizin (TCM) gestoßen. Es war vor allem das Versprechen einer ganzheitlichen Therapie, das mich auf die Akupunktur hat aufmerksam werden lassen. Außerdem hatte mir selbst die Akupunktur in der Kindheit geholfen, als ich

[2] vgl. Casser et al. 2016

unter Infektanfälligkeit und wiederkehrenden Durchfällen litt, welche ich infolge mehrerer Antibiotikatherapien entwickelt hatte. Ausgehend von meinen eigenen Erfahrungen und der damit verbundenen aufgeschlossenen Grundeinstellung begann ich mich intensiver mit dem Thema Akupunktur zu beschäftigen. Ich wollte einfach mehr wissen, mir selbst einen Eindruck verschaffen und herausfinden, ob die Akupunktur im Speziellen bzw. die TCM im Allgemeinen die Möglichkeiten der Schulmedizin dort erweitern kann, wo jene an die erwähnten Grenzen stößt.

Dies war der Ausgangspunkt für mein einjähriges Auslandsstudium an der Shanghai University of Traditional Chinese Medicine im Jahr 2010. In der klinischen Praxis lernte ich die Akupunktur als wirkungsvolles Verfahren in der Schmerztherapie und bei der Behandlung von funktionellen wie alltäglichen Beschwerden kennen. Besonders reizvoll war für mich die Tatsache, dass in der TCM mit den sog. Symptommustern eine Möglichkeit besteht, die auf den ersten Blick sehr unterschiedlichen und zusammenhanglosen Beschwerden des Patienten zu ordnen und in einen Kontext zu bringen. So wurden beispielsweise der Tinnitus, die Rücken- und Knieschmerzen und die generelle Abgeschlagenheit bei einem 68-jährigen Patienten in dem Symptommuster Nieren-Qi-Leere zusammengefasst. Diese Diagnose in Form eines Symptommusters macht den Zustand des Patienten für eine Therapie zugänglich, indem sie einen anderen Blickwinkel auf seine Beschwerden eröffnet. So ermöglicht die TCM genau das, wozu die Schulmedizin oft nicht in der Lage ist: den vielschichtigen und komplexen Gesundheitszustand eines Patienten zu analysieren und für ein individuell abgestimmtes Therapiekonzept zu öffnen.

Darüber hinaus wurde mir während des Aufenthalts in China aber auch klar, dass akut lebensbedrohliche Erkrankungen wie z. B. ein Herzinfarkt, eine Lungenentzündung oder eine akute Entzündung des Blinddarms keine Indikation für eine Therapie mit TCM sind. Dies liegt nicht zuletzt daran, dass bereits sehr effiziente Therapiekonzepte für solche Erkrankungen in der Schulmedizin existieren und in der Regel kein Mehrwert mit der beschriebenen Analyse des Krankheitszustandes durch Symptommuster verbunden ist. Dies soll jedoch nicht heißen, dass eine Therapie entsprechend der TCM nicht auch bei solchen akuten Krankheitsbildern im weiteren Therapieverlauf, beispielsweise während der Rehabilitation, zum Einsatz kommen kann.

Nach meiner Rückkehr aus China wollte ich nicht nur meine im Ausland erworbenen Kenntnisse und Fähigkeiten weiterentwickeln, sondern auch anderen Studenten diese außergewöhnliche Perspektive auf den Patienten vermitteln. Aus diesem Grund setzte ich mein Studium an der Universität Duisburg-Essen fort, da ich mir am dortigen Lehrstuhl für Naturheilkunde und integrative Medizin eben diese Möglichkeiten erhoffte. Tatsächlich konnte ich dank der Unterstützung durch den Lehrstuhlinhaber Prof. Dobos einen Akupunkturkurs für Studenten initiieren und nach abgeschlossener Heilpraktikerprüfung im Jahr 2012 Patienten im Rahmen einer Akupunkturstudie selbstständig behandeln.

Im Zuge dieser praktischen Tätigkeit empfand ich den Umstand zunehmend problematisch, dass in der TCM, unabhängig davon, ob eine Akupunktur- oder pflanzenheilkundliche Anwendung erfolgt, dieselben therapeutischen und diagnostischen Prinzipien verwendet werden. Es ist sicherlich leicht nachzuvollziehen, dass Verfahren, die an ganz unterschiedlichen Bereichen des Körpers wirken, auch verschiedene Wirkpräferenzen haben. So eignet sich die Pflanzenheilkunde besonders für Erkrankungen der inneren Organe, wohingegen Akupunktur eher bei Schmerzen im Bereich der Muskeln und Gelenke wirksam ist. Interessanterweise bestand nicht immer diese erwähnte Vereinheitlichung der therapeutischen und diagnostischen Prinzipien. Über viele Jahrhunderte wurden Akupunktur und Pflanzenheilkunde ausgehend von teilweise unterschiedlichen Konzepten eingesetzt. Mit der Etablierung der TCM als die EINE chinesische Medizin änderte sich dies jedoch und die verschiedenen Therapieformen wie Pflanzenheilkunde, Qigong und Akupunktur wurden unter einem gemeinsamen diagnostischen und therapeutischen Konzept zusammengefasst. Aufgrund der damit verbundenen geringen Praktikabilität entwickelte ich eine zunehmende Skepsis gegenüber den vereinheitlichten Theorien der TCM.

Zu dieser Zeit besuchte ich den 1. Kongress für Traditionelle Japanische Medizin (TJM) in Frankfurt am Main. Dort kam ich das erste Mal mit der TJM in Kontakt und erfuhr, dass die TJM ein eigenständiges Medizinsystem ist, dessen theoretische Grundlage die klassischen Schriften der TCM bilden. Das Besondere ist, dass in der TJM eine stärkere Differenzierung der therapeutischen und diagnostischen Methoden zwischen Akupunktur und Pflanzenheilkunde erhalten geblieben ist, wie sie früher auch in der TCM vorhanden war. Insofern findet sich in der TJM eine Konservierung des alten Wissens aus China. Darüber hinaus kam es in Japan zu einer Weiterentwicklung und Anpassung der traditionellen Konzepte an die soziokulturellen Gegebenheiten einer Industriegesellschaft sowie einer in dieser Form einzigartigen Integration in die konventionelle Medizin des Westens. Ich erfuhr, dass die TJM trotz all dieser positiven Aspekte bis heute kaum außerhalb Japans verbreitet ist, was ein Studium entsprechend schwierig gestaltet. Durch einige glückliche Umstände war es mir dennoch möglich, für eineinhalb Jahre nach Tokyo zu gehen, um dort am Oriental Medicine Research Center der Kitasato-Universität Kampō-Medizin als einen Aspekt der TJM zu studieren.

Meine seitdem gesammelten Erfahrungen möchte ich mit diesem Buch teilen und die Kampō-Medizin als Alternative zur chinesischen Pflanzenheilkunde und Ergänzung der Schulmedizin vorstellen.

Frage 2: Was ist Kampō-Medizin?

Die Kampō-Medizin ist eine mehr als 1000 Jahre alte traditionelle Form der Pflanzenheilkunde (Phytotherapie), die neben der Akupunktur/Moxibustion[3] sowie der Shiatsu-Massage eine der drei Säulen der Traditionellen Japanischen Medizin (TJM) bildet. Die Beschwerden des Patienten werden durch Befragung, Tasten, Inspektion sowie unter Einbeziehung olfaktorischer wie akustischer Befunde erfasst und zu einer Symptom- bzw. Befundkombination (jap. *shō*, 証) zusammengeführt. Diese Symptomkombination umfasst eine Vielzahl von Informationen, wodurch auch sehr komplexe Beschwerdebilder erfasst und therapiert werden können. Entsprechend der Symptomkombination wird letztlich eine Rezeptur mit pflanzlichen und mineralischen Inhaltsstoffen ausgewählt, welche Regulationsfähigkeit und körpereigene Reparaturmechanismen unterstützt, um die Beschwerden des Patienten zu lindern. Im Gegensatz zur Schulmedizin spielt dabei die Konstitution des Patienten eine ganz entscheidende Rolle. Vereinfacht heißt dies, dass beispielsweise zwei Patienten mit Durchfall ganz unterschiedliche Rezepturen erhalten, wenn der eine schmächtig und der andere eher kräftig gebaut ist.

Ein historischer Blickwinkel

Eine andere Möglichkeit, sich dem Begriff Kampō[4] (jap. *kampō*, 漢方) zu nähern, ist die Übersetzung der entsprechenden Schriftzeichen. Diese können als „han-zeitliche Methode" verstanden werden. „Han-zeitlich" bezieht sich in großen Teilen auf den Ursprung des in der Kampō-Medizin genutzten Wissens, das aus der chinesischen Medizinliteratur der Han-Dynastie (202 v. Chr. – 220 n. Chr.) übernommen wurde. Tatsächlich finden sich die Wurzeln der Kampō-Medizin also nicht in Japan, sondern in China. Ein anderer interessanter Aspekt ist, dass der Begriff Kampō wesentlich jünger ist als die traditionelle japanische

[3] Im Folgenden wird zur besseren Lesbarkeit nur der Begriff Akupunktur anstelle von Akupunktur/Moxibustion verwendet.

[4] Im Folgenden werden die Begriffe Kampō-Medizin und Kampō synonym verwendet.

Phytotherapie, für welche er zum Synonym geworden ist. So entwickelte sich die japanische Phytotherapie ausgehend vom Wissensimport aus China bereits im 6. Jh. n. Chr. Im Gegensatz dazu finden sich erste schriftliche Belege für die Nutzung des Begriffs Kampō im 19. Jahrhundert zur Zeit der Meiji-Restauration. Der Begriff Kampō, als Bezeichnung für die über Jahrhunderte genutzte traditionelle Phytotherapie, tauchte erst im Zuge der damaligen Konfrontation mit der europäischen Medizin auf. Zur Abgrenzung der heimischen Medizin von der der Europäer, welche auch als *Rampō* (dt. Hollandstudien)[5] bezeichnet wurde, führte man den Begriff Kampō ein, der gewissermaßen die Ursprünge der japanischen Phytotherapie widerspiegelte.

Kampō im Kontext der CAM

Neben dieser historischen Interpretation wird Kampō häufig auch als Teil der CAM (engl. *complementary and alternative medicine*) gesehen. Unter dem Begriff CAM werden eine Vielzahl komplementär- und alternativmedizinischer Verfahren zusammengefasst, welche nicht Teil des konventionellen Medizinsystems[6] sind. Obwohl die Effektivität dieser Verfahren in einigen Fällen durch Studien belegt werden konnte, fehlen in der Regel noch hochwertige wissenschaftliche Studien, welche ihre Wirksamkeit bestätigen. Komplementäre Verfahren grenzen sich von alternativen Methoden dadurch ab, dass sie *zusammen* mit der konventionellen Medizin verwendet werden, wohingegen alternative Verfahren *anstelle* selbiger genutzt werden.[7]

Bezüglich der Zuordnung der Kampō-Medizin zur CAM muss allerdings angemerkt werden, dass Kampō für Japaner ca. 1500 Jahre das vorherrschende Medizinsystem war. Die Kampō-Medizin vom konventionellen Medizinsystem auszuklammern, erscheint somit aus historischer Sicht zumindest im Falle Japans nicht gerechtfertigt. Adäquater

---

[5] Der Begriff *Rampō* bzw. Hollandstudien für die westliche Medizin ist darauf zurückzuführen, dass das medizinische Wissen Europas hauptsächlich über die holländischen Seefahrer nach Japan gelangte. So waren die Holländer während der Edo-Zeit berechtigt, eine kleine Handelsstation vor Nagasaki auf der Insel Dejima zu unterhalten.

[6] Weitere mögliche Bezeichnungen sind naturwissenschaftlich orientierte Medizin, westliche Medizin und reguläre Medizin.

[7] vgl. https://nccih.nih.gov/health/integrative-health#cvsa (letzter Zugriff am 13.03.2018)

wäre hier eher die Darstellung als ein Bestandteil des konventionellen Medizinsystems.[8] Darüber hinaus wird Kampō heute in Japan nicht nur komplementär oder alternativ verwendet, sondern findet auch im Rahmen integrativer Konzepte Anwendung.[9] Es wird deutlich, dass eine klare Zuordnung der Kampō-Medizin zu einer dieser drei Anwendungsformen nur schwer möglich ist und dass die Kategorisierung als CAM zumindest aus japanischer Sicht diskussionswürdig ist.

Zusammenfassend kann festgehalten werden, dass eine pauschale Kategorisierung der Kampō-Medizin und eindimensionale Begriffsdefinition der Realität nicht gerecht werden. Im Folgenden habe ich versucht, die einzelnen Aspekte miteinander zu verbinden, wodurch die Definition zwar nicht unbedingt kompakt, aber weitgehend vollständig ist, da sie sowohl historische als auch klinische Aspekte berücksichtigt:

Kampō-Medizin ist eine traditionelle japanische Phytotherapie, welche integrativ, komplementär oder alternativ als symptomatische, konstitutionsadaptierte Therapieform eingesetzt werden kann.

---

[8] vgl. Terasawa 2004a

[9] Der Begriff „integrativ" bezeichnet in diesem Zusammenhang die Kombination von wissenschaftlich erprobten Ansätzen aus der traditionellen Phytotherapie mit Therapien der naturwissenschaftlich orientierten Medizin.

Frage 3: Welche Rolle spielt(e) Kampō in Japan?

Um die heutige Bedeutung der Kampō-Medizin in Japan nachvollziehen zu können, ist es sinnvoll, sich mit den verschiedenen Phasen ihrer historischen Entwicklung zu befassen. So wird auch insbesondere die wechselnde Stellung der Kampō-Medizin über die Jahrhunderte hinweg deutlich. Das Ziel ist es dabei nicht, an dieser Stelle einen umfassenden historischen Überblick zu liefern. Es soll vielmehr darum gehen, die verschiedenen Entwicklungsphasen vom aus China importierten Medizinsystem über eine eigenständige japanische Therapieform bis hin zum modernen und teilweise in Studien erprobten komplementären Therapieansatz nachzuvollziehen. In diesem Sinne wird im Folgenden die Entwicklung der Kampō-Medizin in vier Phasen vorgestellt. Aufgrund der komplexen Prozesse wurden die wesentlichen Phasen der historischen Entwicklung in Abbildung 1 zusammengefasst, wobei auch eine Gegenüberstellung mit der Entwicklung der chinesischen Pflanzenheilkunde vorgenommen wurde.

Das sechste Jahrhundert: Wissensimport aus China

Erste schriftliche Belege für die Nutzung des Begriffs Kampō tauchen erstmals im 19. Jahrhundert zur Zeit der Meiji-Restauration auf. Der Begriff Kampō war aus der damaligen Konfrontation mit der europäischen Medizin erwachsen. Zur Abgrenzung der heimischen Medizin von der europäischen, welche als Rampō bezeichnet wurde, führte man den Begriff Kampō ein.

Die Ursprünge der traditionellen japanischen Phytotherapie lassen sich im Vergleich zu denen des Begriffes Kampō ungleich länger bis vor ca. 1500 Jahren ins 6. Jh. n. Chr. zurückverfolgen. Zu diesem Zeitpunkt kam Japan erstmals mit dem medizinischen Wissen Chinas in Kontakt, welches das Archipel über die koreanische Halbinsel erreichte. Da sich schnell herausstellte, dass das importierte Wissen dem einheimischen deutlich überlegen war, wurde die chinesische Medizin rasch integriert. In den kommenden ca. 1000 Jahren wurden das medizinische Wissen und dessen Weiterentwicklungen aus China nahezu kritiklos übernommen. Nachdem der erste Kontakt noch über Umwege über Korea erfolgte, spielten in den folgenden Jahren vor allem buddhistische Missionare eine tragende Rolle bei der Wissensvermittlung.

Die Edo-Zeit (1603–1868): Blütezeit der Kampō-Medizin

Die weitgehend kritiklose Übernahme des medizinischen Wissens aus China wich ab dem 16. Jahrhundert zunehmend der Etablierung eigener Denkweisen, der Modifikation und dem kritischen Hinterfragen der chinesischen Heilkunde. So führten das aufkommende nationale Selbstbewusstsein, der Kontakt zur europäischen Medizin und das zunehmende Bedürfnis nach Eigenständigkeit in Japan zu einer differenzierteren Auseinandersetzung mit dem chinesischen Wissen und zur Etablierung verschiedener Kampō-Schulen und Denkrichtungen, wovon drei bis heute fortbestehen: *kohō ha*, *gosei ha* und *settchū ha*.[10]

Die bis in die heutige Zeit einflussreichste und bedeutendste Schule war die *kohō ha*, welche in der zweiten Hälfte des 17. Jahrhunderts begründet wurde. Das Charakteristikum dieser Schule ist die strikte Ablehnung der zum damaligen Zeitpunkt neueren medizinischen Konzepte und Theorien, die während der Ming-Zeit in China entstanden. So konzentrierten sich die Vertreter der *kohō ha* auf das Studium und die Interpretation des alten Wissens der früheren chinesischen Klassiker. Ein einflussreicher Vertreter dieser Schule während der Edo-Zeit war Tōdō Yoshimasu. Dieser lehnte die Theorie von *Yin und Yang* oder das *Konzept der fünf Organe* ab und propagierte stattdessen das intensive Studium der han-zeitlichen Klassiker, wie dem *Shōkanron* und die Rezepturauswahl nach den sechs Krankheitsstadien. Anstatt durch ideologische Einflüsse und Komplexität sollten sich seiner Ansicht nach Kampō-Rezepturen durch Einfachheit, Praktikabilität und Effektivität auszeichnen. Darüber hinaus untermauerte er den hohen Stellenwert der *Bauchdeckendiagnostik,* indem er für diese ein zusammenhängendes Konzept entwickelte und fest in die Rezepturauswahl integrierte. Die Ärzte der *kohō ha* lenkten ihr Interesse jedoch keinesfalls eingeschränkt auf die Vergangenheit, sondern kombinierten bzw. erweiterten das alte Wissen mit neuen Konzepten und Theorien wie z. B. dem *shō-Begriff* oder dem Konzept von *ki* (Lebensenergie), *ketsu* (Blut) und *sui* (Körperflüssigkeiten).[11]

---

[10] Das japanische Wort *ha* kann an dieser Stelle als Schule übersetzt werden.
[11] Nähere Ausführungen finden sich unter Frage 23.

Eine andere ebenfalls bedeutsame Schule war die *gosei ha* mit Dōsan Manase (1507–1594) als ihrem wohl berühmtesten Vertreter. Die Anhänger der *gosei ha* standen auch „neueren" chinesischen Konzepten wie denen der *Jin*- und *Yuan*-Dynastien (auch als Jin-Yuan-Medizin bezeichnet) aufgeschlossen gegenüber und gründeten ihre Medizin auf der Theorie von Yin und Yang und den fünf Organen. Das Wissen wurde aber auch in diesem Fall nicht unüberlegt aus China kopiert, sondern die Inhalte auf ihre Praktikabilität und Plausibilität geprüft, sodass nur das übernommen wurde, was diesen Ansprüchen genügte. So entstand beispielsweise eine im Vergleich zum chinesischen Original sehr reduzierte Version des Konzeptes der fünf Organe. Bis heute bilden die *kohō ha* und *gosei ha* die zwei einflussreichsten Hauptrichtungen innerhalb der Kampō-Medizin. Die *kohō ha* als die insgesamt weiter verbreitete und bedeutendere der beiden Hauptrichtungen ist dabei stärker im Osten Japans vertreten, wohingegen die *gosei ha* eher im Westen Japans ihre Anhänger hat. Entgegen dieser scheinbar strikten räumlichen und inhaltlichen Trennung nutzen Therapeuten oft die Denkweisen, Theorien und Rezepturen aus beiden Schulen. Letztlich wird ausgehend von der Symptomatik des Patienten entschieden, welches Konzept/welche Rezeptur zur Anwendung kommt.

Die Existenz dieser verschiedenen, koexistierenden Schulen verdeutlicht außerdem, dass es sich bei der modernen Kampō-Medizin nicht um ein homogenes Konstrukt wie der TCM handelt,[12] sondern um ein natürlich gewachsenes Medizinsystem, das bis heute eine ständige Weiterentwicklung erfährt.

Die Meiji-Zeit (1868–1912): Verdrängung und Schattendasein

Der Beginn der Meiji-Zeit markiert in Japan das Ende einer ca. 250 Jahre andauernden Feudalherrschaft, die Öffnung des Landes, eine Machtverschiebung zu Gunsten des *tennō* (dt. Kaiser) und die Hinwendung

[12] Auch in China existierten bis zur Zusammenführung des medizinischen Wissens im 20. Jahrhundert viele verschiedene Schulen, Denkrichtungen und Therapieansätze nebeneinander. Die chinesische Medizin war somit eher ein Mosaik verschiedener Komponenten als ein einheitliches Konzept. Entsprechend verhält es sich mit der Kampō-Medizin, nur dass in diesem Fall bis heute der Einfluss der verschiedenen Schulen und Strömungen erhalten geblieben ist.

zum Westen. Diese Zeit des Umschwungs war mit einem beispiellosen Modernisierungsdrang der politischen Führung verbunden. Modern war dabei in erster Linie das, was den westlichen Idealen und Standards entsprach. Das Ziel war es, so schnell wie möglich den Westen in seiner gesellschaftlichen und militärischen Führungsposition einzuholen. Im Rahmen dieser Modernisierung wurde unter anderem auch die Einführung des westlichen Medizinsystems beschlossen, da dieses vor allem bei der Bekämpfung von Infektionskrankheiten und der Behandlung von Kriegsverletzungen überlegen war. Im Folgenden war es nur noch Ärzten erlaubt zu praktizieren, die in westlicher Medizin unterrichtet worden waren. Gleichzeitig wurden Kampō-Ärzte als offiziell nicht lizenziert deklariert. Trotz dieser starken Restriktion verschwand Kampō nicht vollständig, was unter anderem an den Bemühungen einiger Kampō-Ärzte lag, die für die Anerkennung ihrer Kunst kämpften. Zum anderen genoss Kampō in der japanischen Bevölkerung aufgrund seiner Wirksamkeit großes Ansehen.[13]

Zwanzigstes Jahrhundert: Die Wiederentdeckung

Anders als in China fand die Wiederentdeckung der Kampō-Medizin nicht ideologisch motiviert und politisch diktiert statt, sondern verlief schrittweise ausgehend von neuen wissenschaftlichen Erkenntnissen durch die Analyse der in Kampō-Rezepturen enthaltenen Arzneipflanzen, der Veränderung der Gesellschaftsstruktur im Rahmen des demographischen Wandels sowie dem Engagement einiger Kampō-Ärzte. So haben der demographische Wandel, Impfkampagnen, die Verbesserung der hygienischen Verhältnisse und der medizinische Fortschritt im 20. Jahrhundert dazu geführt, dass Infektionskrankheiten als vorrangiges Beschwerdebild in der Bevölkerung immer stärker von chronischen Erkrankungen und sogenannten Zivilisationskrankheiten (z. B. Diabetes mellitus Typ II, Bluthochdruck, diverse Allergien und Hautkrankheiten) verdrängt wurden. Da dieses neue Beschwerdespektrum, das sich oft durch das gleichzeitige Auftreten verschiedener Symptome kennzeichnet, durch den Einsatz von Kampō-Rezepturen abgedeckt werden konnte, wurde Kampō wieder zunehmend als effektive Therapieoption wahrgenommen. Darüber hinaus haben Skandale, wie der um Thalodomid in den 1950er Jahren, bei den Menschen ein erhöhtes Risikobewusstsein

---

[13] vgl. Terasawa 2004a

im Umgang mit modernen Pharmaka geschaffen und die altbewährten Rezepturen als eine natürliche und nebenwirkungsarme Alternative attraktiver werden lassen.

Nach fast 100 Jahren erfolgte 1976 schließlich die Reintegration der Kampō-Medizin ins japanische Gesundheitssystem, gefolgt von der Kostenübernahme von 148 Kampō-Rezepturen durch die National Health Insurance im Jahr 1987. Seitdem konnten sich in Japan mehrere Forschungsinstitute wie das *Oriental Medicine Research Center* der Kitasato-Universität oder das *Institute of Natural Medicine* der *Medical and Pharmaceutical University* in Toyama etablieren, die sich intensiv mit Erforschung und Lehre der Kampō-Medizin beschäftigen. Gerade die Durchführung qualitativ hochwertiger, randomisierter klinischer Studien ist eine fundamentale Voraussetzung für die Anerkennung von Wirksamkeit und Sicherheit der Kampō-Rezepturen. Darüber hinaus muss sich Kampō heute mit bewährten und neuen Pharmaka in Studien vergleichen lassen. Dieser direkte wissenschaftliche Vergleich von Kampō und Schulmedizin auf Grundlage randomisierter klinischer Studien gestaltet sich jedoch schwierig. Dies liegt insbesondere an den abweichenden Krankheits- und Therapiekonzepten. So berücksichtigen Kampō-Rezepturen nicht nur ein bestimmtes Symptom, sondern in der Regel eine Vielzahl von Befindlichkeiten und die Konstitution des Patienten. Einzelne Symptome oder Parameter der wissenschaftlichen Evaluation zu Grunde zu legen, erscheint somit wenig sinnvoll. Nichtsdestotrotz konnten in den letzten Jahren zahlreiche Studien die Wirksamkeit der Kampō-Medizin im Rahmen wissenschaftlicher Studien nachweisen (s. Frage 15). Ein weiterer wichtiger Schritt hin zur breiten Akzeptanz der Kampō-Medizin in der japanischen Ärzteschaft war die Veröffentlichung einer neuen Richtlinie über die Integration der Kampō-Medizin in das Curriculum der Humanmedizin im April 2001. Seit 2004 ist Kampō-Medizin fest in den Studienverlauf der Humanmedizin an allen japanischen Universitäten integriert.[14] Die steigende Zahl an Ärzten, die heute Kampō-Medizin in Japan anwenden, belegt außerdem die positive Entwicklung der letzten Jahrzehnte. So ergab eine Umfrage des *Nikkei Medical Journal* aus dem Jahr 2008, dass 83,5 % aller Ärzte in Japan Kampō in ihrer täglichen Praxis verwenden.[15]

---

[14] Anders als in China oder Korea gibt es in Japan keine speziellen Universitäten für die Ausbildung in der Kampō-Medizin oder einer anderen Form der TJM. Die Ausbildungssituation ähnelt insofern der der Naturheilkunde in Deutschland.

[15] vgl. Moschik et al. 2012

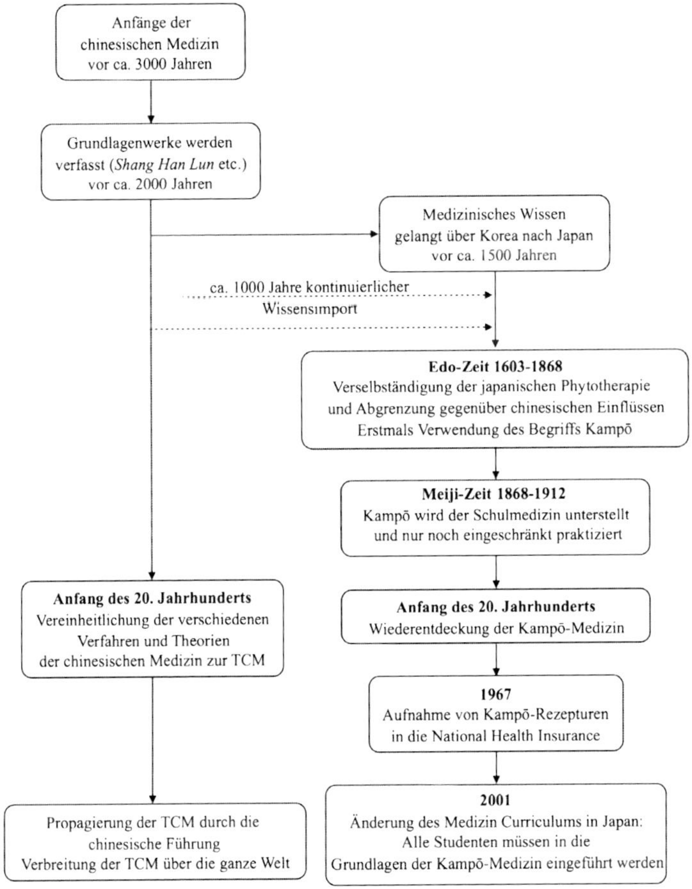

Abbildung 1: Entwicklungsphasen der Kampō-Medizin

Frage 4: Ist Kampō chinesische Pflanzenheilkunde auf Japanisch?

Unter Frage 1 und 2 wurde bereits erwähnt, dass die Wurzeln der Kampō-Medizin in China liegen. Tatsächlich bilden die drei Klassiker der Han-Dynastie (*Shōkanron* 傷寒論, *Kinkiyōryaku* 金匱要略 und *Kōteidaikei* 黄帝内経)[16] bis heute das theoretische Fundament der Kampō-Medizin. Dieser enge Bezug spiegelt sich nicht zuletzt in den verwendeten japanischen Schriftzeichen für den Begriff Kampō wider. So setzt sich dieser aus dem Zeichen 漢 (jap. *kan*) für Han-Dynastie und dem Zeichen 方 (jap. *hō*) für Methode zusammen. Dementsprechend kann Kampō daher auch als „han-zeitliche Methode" übersetzt werden. Angesichts dieser engen Verbindung zum chinesischen Medizinsystem stellt sich natürlich die Frage, welche Unterschiede und Eigenheiten die Kampō-Medizin heute von der chinesischen Phytotherapie abgrenzen und ob Kampō letztlich nicht doch nur eine japanische Kopie der chinesischen Pflanzenheilkunde ist.

So viel sei schon einmal vorweggenommen: Kampō ist natürlich nicht bloß eine Konvertierung der chinesischen Pflanzenheilkunde ins Japanische. Das eigentlich Interessante daran ist die Frage, warum das so ist bzw. was Kampō zu einem eigenständigen Medizinsystem macht?

Dass die Kampō-Medizin heute als ein eigenständiges System existiert, ist auf einen Prozess zurückzuführen, der im 15. Jh. n. Chr., also fast 1000 Jahre nach dem ersten Kontakt mit dem chinesischen Wissen, begann (s. Frage 3). Bis zu diesem Zeitpunkt wurde das Wissen aus China weitgehend unkritisch übernommen. Dass sich dies im 15. Jahrhundert änderte, kann unter anderem auf das damals aufkommende nationale Selbstbewusstsein und den Kontakt zur europäischen Medizin zurückgeführt werden. Dies führte zu einer verstärkt kritischen Auseinandersetzung mit dem chinesischen Wissen und zur Etablierung verschiedener Kampō-Schulen wie der *kohō ha*, eigener Theorien wie dem *shō*-Begriff und eigener diagnostischer Konzepte wie der Bauchdeckendiagnostik. Die Kampō-Medizin löste sich so schrittweise von ihren chinesischen Wurzeln und entwickelte sich nach und nach zu einem

[16] Die chinesischen Namen sind in gleicher Reihenfolge: Shang Han Lun, Jin Gui Yao Lue und Huangdi Neijing.

selbstständigen Medizinsystem mit eigenen Theorien und Techniken. Entscheidend waren in diesem Zusammenhang vor allem die Prozesse in der Edo-Zeit (1603–1868), welche auch als die Blütezeit der Kampō-Medizin bezeichnet wird. Vereinfacht lässt sich die Entwicklung der Kampō-Medizin daher auch in zwei große Phasen unterteilen (s. Abb. 2). Die erste Phase *vor* der Edo-Zeit dauerte vom ersten Kontakt mit dem chinesischen Wissen im 6. Jh. n. Chr. über 1000 Jahre an und war von einem kritiklosen Wissensimport gekennzeichnet. Für diesen Zeitraum entsprach die Pflanzenheilkunde in Japan somit weitestgehend dem, was in China gelehrt wurde. Die zweite große Phase *ab* der Edo-Zeit war gekennzeichnet durch die erwähnte Verselbstständigung und Loslösung von der chinesischen Medizin.

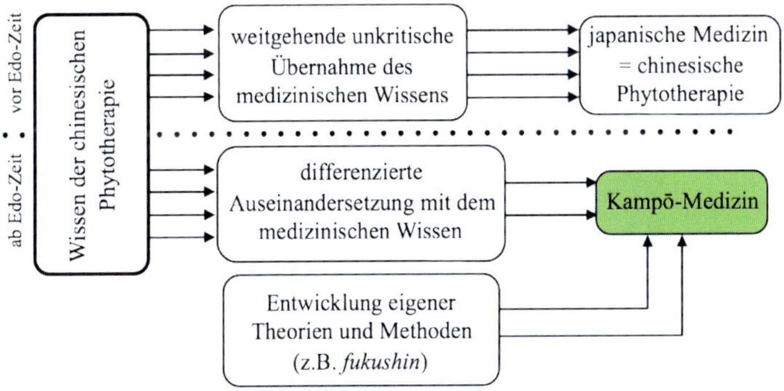

Abbildung 2: Verselbstständigung der Kampō-Medizin

Dies hat dazu geführt, dass wir heute auf der einen Seite sehr deutliche Unterschiede zwischen der chinesischen und japanischen Pflanzenheilkunde finden. Auf der anderen Seite gibt es Überschneidungen, die immer noch auf den gemeinsamen Ursprung dieser traditionellen Medizinsysteme hinweisen. Um die Unterschiede und Gemeinsamkeiten besser zu verdeutlichen, möchte ich im Folgenden drei Aspekte näher beleuchten:

1. Die Stellung der chinesischen bzw. japanischen Phytotherapie im Kontext der traditionellen chinesischen bzw. japanischen Medizin
2. Charakteristika bei der Diagnosestellung
3. Besonderheiten hinsichtlich der Zusammensetzung und der Anzahl der verwendeten Rezepturen

Chinesische und japanische Pflanzenheilkunde im Kontext von TCM und TJM

Unter den Begriffen Traditionelle Chinesische Medizin (TCM) und Traditionelle Japanische Medizin (TJM) werden jeweils verschiedene Therapieformen zusammengefasst. Im Falle der TCM sind dies die Akupunktur, Pflanzenheilkunde, Tuina, Diätik und Qigong.[17] Der Begriff TJM vereint die Kampō-Medizin, Akupunktur sowie die Anma-Shiatsu-Massage. Die wesentliche Gemeinsamkeit zwischen TCM und TJM ist, dass es sich in beiden Fällen um traditionelle Medizinsysteme mit einem holistischen Therapieansatz handelt. Den verschiedenen Verfahren ist dabei gemeinsam, dass sie meist bei komplexen Beschwerden mit einer Vielzahl von Symptomen genutzt werden, wobei sie die Regulationsfähigkeit des Körpers anregen und körpereigene Reparaturmechanismen unterstützen.

Ein wesentlicher Unterschied zwischen TCM und TJM hingegen besteht darin, dass die einzelnen Therapieformen der TCM nach einem vereinheitlichten theoretischen und therapeutischen Konzept angewendet werden, wohingegen in der TJM kein derartiges übergeordnetes Konzept existiert. Das heißt, dass in der TCM für Pflanzenheilkunde, Massageverfahren, Akupunktur etc. dasselbe theoretische Modell verwendet wird, ungeachtet der Besonderheiten der einzelnen therapeutischen Verfahren. In der TJM bedient man sich in der Kampō-Medizin und japanischen Akupunktur zwar mitunter derselben Termini (z. B. *ki, ketsu, sui*) oder diagnostischer Verfahren (Zungen-, Pulsdiagnose etc.), die Art der Interpretation und Anwendung ist allerdings verschieden und richtet sich nach den Erfordernissen und Besonderheiten des genutzten Verfahrens. Beispielsweise hat die Pulsdiagnose in der japanischen Akupunktur eine ungleich größere Bedeutung als in der Kampō-Medizin, wohingegen die Zungen- und Bauchdeckendiagnostik eine besonders große Bedeutung für die Kampō-Medizin spielt.

Die im Gegensatz dazu einheitliche Ausrichtung innerhalb der TCM beruht darauf, dass sie in der Mitte des 20. Jahrhunderts unter der kommunistischen Führung als selektionierte, vereinheitlichte und modernisierte Form der bis dahin existierenden chinesischen Medizin neu erfunden wurde. Der Begriff TCM, welcher heute im Allgemeinen als Synonym für die Anwendung traditioneller chinesischer Behandlungskonzepte verstanden wird, ist also keinesfalls mehrere tausend Jahre alt,

[17] Tuina = Massageform, Diätik = Ernährungslehre/-beratung, Qigong = Kombination aus Meditation, Atemtechnik und Bewegung

sondern eine Erfindung des 20. Jahrhunderts, die in Bezug auf Inhalt und Entstehungszeitraum von der ursprünglichen chinesischen Medizin abgegrenzt werden sollte. Auf den ersten Blick mag man sich schwer vorstellen, warum die Modernisierung oder Selektion wichtiger Inhalte negative Auswirkungen gehabt haben können. Das Problem war letztlich nicht die Idee an sich, sondern die Umsetzung, die mit einer teils willkürlich anmutenden Beschneidung und Vereinheitlichung von Wissen verbunden war. Beispielsweise wurden diagnostische Konzepte und Wirkungsweisen aus der Pflanzenheilkunde einfach auf Akupunkturpunkte übertragen. So entstand im Zuge dieser Reformierung mit der TCM ein Konstrukt, das zum Teil sehr gegensätzliche Theorien verbindet und an vielen Stellen widersprechende Konzepte produziert. Dieser Prozess sollte nicht zuletzt deshalb hinterfragt werden, da das Vorhaben der kommunistischen Regierung weder auf die Reformierung der chinesischen Medizin abzielte, noch auf die Überzeugung zurückzuführen war, dass die eigene traditionelle Medizin besonders wirksam sei. Tatsächlich wurden primär wirtschaftliche und ideologische Ziele verfolgt. Man konnte die TCM als Exportschlager etablieren und generierte im Ausland ein bis heute nicht unerhebliches Interesse an der chinesischen Medizin und Kultur. Trotz dieser zweifelhaften Absichten kann positiv angemerkt werden, dass die wissenschaftliche Evaluation, Lehre und Verbreitung des alten Wissens im Rahmen dieser Entwicklung erheblich gefördert wurden.

Zusammenfassend lässt sich festhalten, dass sich in der TJM die einzelnen Verfahren durch ihre Spezifität in Therapie und Diagnostik voneinander abgrenzen. Im Fall der TCM wurde dies zugunsten eines übergeordneten Konzepts aufgegeben, welches auf den ersten Blick sehr logisch und in sich geschlossen erscheint, bei der praktischen Umsetzung allerdings erhebliche Unzulänglichkeiten offenbart.

Charakteristika der Diagnosestellung

Typisch für die Anwendung von Kampō und chinesischer Pflanzenheilkunde ist, dass die zur Diagnosestellung nötigen Informationen ohne Hilfe technischer Geräte und allein durch die Sinnesorgane des Therapeuten erfasst werden. Die vorrangig durch Befragung, Palpation und Inspektion gewonnenen Befunde werden anschließend unter einem bestimmten Terminus zusammengefasst. Für die Kampō-Medizin ist dies das *shō* und für die chinesische Pflanzenheilkunde das *zheng*. Obwohl beide Begriffe historisch auf dasselbe Wort zurückzuführen sind, unterscheiden sie sich in ihrer heutigen Verwendung deutlich. So beinhaltet der Begriff *zheng* nicht nur die Informationen über Lokalisation und Art der Beschwerden, sondern erfasst auch ihre Ätiologie und Pathogenese.[18] Das *shō* ist hingegen *nur* eine Zusammenführung der Symptome des Patienten, wobei Ätiologie und Pathogenese irrelevant sind. Darüber hinaus ist die Beziehung zwischen *shō* und Rezeptur direkt. Dies bedeutet, dass das *shō*, also die Zusammenfassung der Beschwerden des Patienten, unmittelbar bestimmt, welche Rezeptur eingesetzt wird. Anders gesagt: Das *shō* fungiert als Bindeglied zwischen Symptom und Rezeptur, indem es die Rezeptur ausgehend von den Symptomen des Patienten bestimmt. Was das unmittelbar in diesem Zusammenhang bedeutet, wird meist erst klar, wenn man sich die Funktion des *zheng* vor Augen führt. Das *zheng* ist im Gegensatz zum *shō* nur der Ausgangspunkt für die Erstellung eines Therapiekonzepts, welches dann die Auswahl der Einzeldrogen für die Rezepturen bestimmt. Das *zheng* beinhaltet somit zwar mehr Informationen als das *shō*, lässt sich aber nicht direkt auf die Rezeptur übertragen (s. Abb. 3).

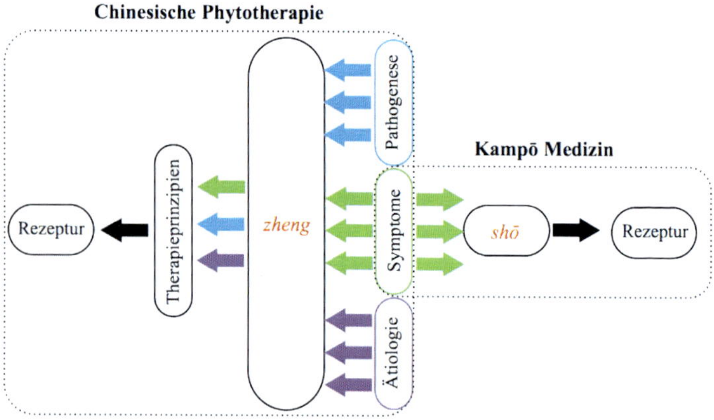

Abbildung 3: Gegenüberstellung *zheng* und *shō*[19]

Ein weiterer wichtiger Punkt ist, wie die Therapie entsprechend den Beschwerden des Patienten angepasst bzw. individualisiert wird. Im Falle der Kampō-Medizin geschieht dies auf Ebene der Rezeptur. Das heißt vereinfacht, dass der Kampō-Arzt aus mehreren Rezepturen jene aus-

18 Ätiologie ist die Krankheitsursache und Pathogenese die Krankheitsentwicklung.

19 vgl. Yu et al. 2006

wählt, die am besten zu den jeweiligen Symptomen passt. Die chinesische Pflanzenheilkunde hingegen individualisiert die Therapie auf Ebene der Kräuter. Der Therapeut muss zunächst die Therapieprinzipien definieren und dementsprechend die benötigten Kräuter auswählen, was gleichzeitig ein erhebliches Wissen über die verschiedenen Qualitäten und Effekte der einzelnen Kräuter voraussetzt. Aus diesem Grund ist die Bestimmung der Rezeptur im Rahmen der chinesischen Phytotherapie auch ungleich schwieriger als im Fall der Kampō-Medizin.[20] Neben diesen Unterschieden ist *shō* und *zheng* gemein, dass sie eine Momentaufnahme des Patienten und seiner Beschwerden darstellen und somit einem ständigen Wandel unterliegen. Dieser dynamische Diagnosebegriff ermöglicht es dem Therapeuten, auch sehr kurzfristig auf Veränderungen im Beschwerdebild zu reagieren.

Besonderheiten hinsichtlich der verwendeten Rezepturen

Die Rezepturen der Kampō-Medizin haben eine weitgehend fixe Zusammensetzung und bestehen in der Mehrzahl der Fälle aus fünf bis neun Einzeldrogen.[21] Insgesamt werden für die Herstellung der gängigsten Rezepturen etwa 250 Einzeldrogen benötigt. Die verwendeten Rezepturen stammen dabei zum Großteil aus den klassischen Schriften der Han-Dynastie. In der aktuellen Rezepturensammlung des Kitasato-Instituts in Tokyo werden insgesamt 321 Rezepturen aufgeführt, von denen 148 von der National Health Insurance in Japan bei ärztlicher Anwendung bezahlt werden. Von diesen 148 Rezepturen machen wiederum 50 Rezepturen den Großteil aller Verschreibungen aus.

Im Gegensatz dazu werden in der chinesischen Phytotherapie meist Rezepturen mit 10 bis 15 Einzeldrogen verwendet, die außerdem deutlich höher dosiert sind (bis zur fünffachen Menge), als es in der Kampō-Medizin der Fall ist. Zwar existieren auch vorgegebene Rezepturen, diese werden jedoch meist individualisiert. Darüber hinaus besteht auch die Möglichkeit, ganz neue Rezepturen ausgehend von den Beschwerden des Patienten nach vorgegebenen Richtlinien zu entwickeln. Im Vergleich zur Kampō-Medizin ist die Anzahl möglicher Rezepturen also wesentlich größer. Entsprechend höher liegt auch die Anzahl der benötigten Einzeldrogen bei etwa 500. Dass aus einer größeren Anzahl von Rezepturen

---

[20] vgl. Yu et al. 2006

[21] Der Begriff Einzeldroge wird im Folgenden synonym für die in einer Rezeptur enthaltenden pflanzlichen oder mineralischen Bestandteile verwendet.

geschöpft werden kann, heißt jedoch nicht, dass dem Patienten auch besser geholfen werden kann. So hat sich in der Praxis gezeigt, dass in der Mehrzahl der Fälle bereits 30 bis 50 Kampō-Rezepturen zur Behandlung der gängigsten Beschwerden ausreichen und diese aufgrund der geringeren Zahl an verwendeten Einzeldrogen besser bekömmlich sind.

Zusammenfassung

Es lässt sich hinsichtlich der Gegenüberstellung von Kampō und chinesischer Pflanzenheilkunde abschließend festhalten, dass Kampō als die konzentriertere und pragmatischere Form beschrieben werden kann, da sie sich hinsichtlich Theorie und Praxis auf die wesentlichen Inhalte beschränkt. Dies ermöglicht auch Therapeuten ohne Bezug zum asiatischen Kulturkreis einen leichten Zugang zu dieser Therapieform. In Tabelle 1 sind die Gemeinsamkeiten und Unterschiede zwischen der Kampō-Medizin und chinesischen Pflanzenheilkunde noch einmal gegenübergestellt.

Tabelle 1: Vergleich zwischen Chinesischer Phytotherapie und Kampō-Medizin[22]

<table>
<tr><th>Chinesische Phytotherapie</th><th>Kampō-Medizin</th></tr>
<tr><td colspan="2">Holistischer Therapieansatz</td></tr>
<tr><td colspan="2">Form der traditionellen asiatischen Medizin</td></tr>
<tr><td colspan="2">Regulationsfähigkeit und Mechanismen zur Selbstreparatur sollen unterstützt werden</td></tr>
<tr><td colspan="2">Chinesische Klassiker als Teil der theoretischen Basis</td></tr>
<tr><td>ca. 3000-jährige Geschichte</td><td>ca. 1500-jährige Geschichte</td></tr>
<tr><td>Individualisierung der Therapie auf Ebene der Kräuter</td><td>Individualisierung der Therapie auf Ebene der Rezepturen</td></tr>
<tr><td>erst ein umfangreiches Studium der Einzeldrogen sowie diagnostischer und therapeutischer Konzepte ermöglicht Rezepturauswahl</td><td>shō-Begriff erlaubt Auswahl anhand einzelner klinischer Symptome ohne Verständnis komplexer theoretischer Konzepte</td></tr>
<tr><td>Vielzahl an Büchern und Skripten, eigene Zusammenstellung als Quelle für Rezepturen</td><td>Die Werke Shōkanron und Kinkiyōryaku fungieren als Quellen für die Rezepturen</td></tr>
<tr><td>Bauchdeckendiagnostik ist nicht Teil der Diagnostik</td><td>Bauchdeckendiagnostik ist essentieller Bestandteil der Diagnostik</td></tr>
<tr><td>10 bis 15 Kräuter pro Rezeptur</td><td>2 bis 9 Kräuter pro Rezeptur</td></tr>
<tr><td>ca. 500 Einzeldrogen</td><td>ca. 250 Einzeldrogen</td></tr>
</table>

[22] vgl. Yu et al. 2006

Frage 5: Warum sollte man sich mit Kampō beschäftigen?

Manch einer wird sich vielleicht fragen, warum man sich mit einer Form der asiatischen Pflanzenheilkunde beschäftigen sollte, wenn wir doch bereits mit unserer heimischen Phytotherapie eine gute und leicht zugängliche Alternative haben. Darüber hinaus wird man als Praktizierender traditioneller Medizinsysteme nicht selten mit der Frage konfrontiert, wozu diese im Zeitalter der wissenschaftlich orientierten Medizin überhaupt noch benötigt werden. Vor diesem Hintergrund stellt sich somit die Frage: Warum also Kampō? Was sind die Vorteile von Kampō gegenüber der heimischen Pflanzenheilkunde und der wissenschaftlich orientierten Medizin? Im Folgenden sollen die Möglichkeiten, welche uns Kampō und andere traditionelle Medizinsysteme bieten, ausgehend von den Grenzen der wissenschaftlich orientierten Medizin erörtert werden.

Grenzen der wissenschaftlich orientierten Medizin

Die rasante medizinisch-technische Entwicklung hat in den letzten Jahrhunderten zu einem enormen Wissenszuwachs und einem immer besseren Verständnis der pathologischen und physiologischen Prozesse in unserem Körper geführt, wodurch unsere Lebenserwartung und -qualität stetig gestiegen ist. Wichtig war im Rahmen dieser Entwicklung das genaue Verständnis von Krankheitsprozessen. Mittlerweile ist es gelungen, viele Erkrankungen auf Ebene einzelner Erreger oder Gene zu verstehen. Trotzdem macht es die Komplexität biologischer Systeme oftmals schwierig, die teilweise direkte Beziehung aus Ursache und Wirkung bzw. Pathogen und Erkrankung, welche im Versuchstier oder in der Petrischale existieren, auf einen ganzen Organismus zu übertragen. So ist es nicht verwunderlich, dass es trotz fundiertem Krankheitsverständnis weiterhin schwer ist, individuelle Krankheitsverläufe vorherzusagen oder zu erklären. In diesem Kontext ermöglichen uns traditionelle Medizinsysteme wie das der Kampō-Medizin oder der TCM, die bestehenden Lücken im Krankheitsverständnis zu füllen, indem sie ein dynamisches Patientenverständnis zugänglich machen. Dies ermöglicht uns, das individuelle Reaktionsvermögen des Organismus besser zu begreifen. Natürlich muss auch erwähnt werden, dass uns traditionelle Medizinsysteme kaum eine adäquate Antwort hinsichtlich Ätiologie oder Pathogenese einer Erkrankung geben können. Es ist wichtig, in jedem Fall verantwortungsbewusst mit traditionellen Medizinsystemen umzugehen und ihre Grenzen, Vorteile sowie die mit ihrem Einsatz verbundenen Chancen zur Erweiterung der Möglichkeiten der wissenschaftlich orientierten Medizin zu erkennen. In den meisten Fällen wird eine sinnvolle Kombination aus konventioneller Therapie und traditionellen Medizinsystemen die beste Lösung für den Patienten darstellen. Interessant ist, dass seit einiger Zeit auch in der wissenschaftlich orientierten Medizin immer öfter personalisierte Therapieansätze verfolgt werden, welche die individuellen Gegebenheiten eines Patienten berücksichtigen und zu einer Anpassung bzw. Individualisierung der Therapie führen. Dieser Ansatz beschränkt sich aktuell jedoch vor allem auf onkologische Krankheitsbilder und einige wenige andere Erkrankungen, bei denen eine Klassifizierung des Patienten bzw. der Erkrankung durch klinische Parameter und molekulare Marker möglich und sinnvoll ist.

Erfassung der biologischen Komplexität

Aber wie schaffen es Medizinsysteme wie die Kampō-Medizin, der erwähnten biologischen Komplexität gerecht zu werden? Ein zentraler Punkt ist, dass sie die verschiedenen Beschwerden nicht isoliert therapieren, sondern stets weitere Faktoren wie die Konstitution des Patienten berücksichtigen. Es werden nicht ausschließlich die Beschwerden, sondern es wird der ganze Patient behandelt. Die Symptome sind somit nicht isoliert der Schwerpunkt der therapeutischen Bemühungen, sondern werden immer im jeweiligen Kontext bewertet. Als Kontext sind in diesem Fall die individuellen Ausgangsbedingungen zu verstehen, die jeder Patient vorweist. Beispielsweise existieren in der Kampō-Medizin entsprechend der Konstitution und weiterer Nebenbeschwerden eine ganze Reihe verschiedener Rezepturen, die bei Sodbrennen verwendet werden. Ein schlanker Patient mit wenig Appetit, körperlicher Schwäche und Empfindlichkeit gegenüber Kälte wird somit eine andere Rezeptur erhalten als ein fülliger Patient, der zu Bluthochdruck und Hitzegefühl neigt. Obwohl beide Patienten dasselbe Grundproblem haben, erhalten sie entsprechend ihrer individuellen Konstitution ganz verschiedene Rezepturen. Ein weiteres Beispiel hierfür ist die Rezeptur *ha-*

chimi gan, die vorwiegend für Patienten im höheren Alter bei Auftreten von Rückenschmerzen, Insomnie, Mundtrockenheit, Hitzegefühl in den Händen, häufigem oder spärlichem Wasserlassen und Reizbarkeit verwendet wird. In Anbetracht des Problems der Polypharmazie[23] bei älteren Patienten bieten solche Rezepturen die Möglichkeit, eine Vielzahl von Beschwerden gleichzeitig zu behandeln und damit die Anzahl der verwendeten Medikamente sowie potentiellen Wechsel- und Nebenwirkungen zu reduzieren.

Eine andere Erklärung für die Erfassung der biologischen Komplexität durch die Kampō-Medizin ist die Verwendung von Vielstoffgemischen, deren einzelne Komponenten aufeinander abgestimmt sind. Mit Vielstoffgemisch ist hier die genutzte Rezeptur gemeint, die zahlreiche Wirkstoffe enthält, welche eine Vielzahl von Prozessen im menschlichen Organismus beeinflussen. Darüber hinaus werden potenziell ungünstige Wirkungen eines Wirkstoffes durch einen oder mehrere andere Bestandteile der Gesamtkomposition gemildert bzw. neutralisiert, wodurch die Wahrscheinlichkeit für das Auftreten von Nebenwirkungen reduziert wird.

Ein weiterer wichtiger Aspekt ist die in der Kampō-Medizin mögliche Therapie des „Graubereichs“ zwischen Gesundheit und Krankheit. Im Japanischen wird dieser Graubereich beziehungsweise „pre-disease state“ auch als *mibyō* 未病 bezeichnet. Aus Sicht der wissenschaftlich orientierten Medizin ist der Patient in diesem Zustand nicht krank. Das heißt, es lassen sich keine objektivierbaren Parameter evaluieren, die auf einen Krankheitszustand hindeuten. Trotz allem klagen die Patienten oft über nicht unerhebliche Beschwerden, die mit einer reduzierten Lebensqualität und verminderter Erwerbstätigkeit verbunden sein können. Der Großteil der so „Erkrankten“ kann dabei einer von zwei Gruppen zugeordnet werden, welche sich in den letzten Jahren vor allem im Rahmen des demographischen Wandels und der veränderten sozialen und beruflichen Anforderungen herausgebildet haben: (1) Senioren und ältere Menschen mit vielen körperlichen Beschwerden und (2) junge Menschen mit stressbedingten körperlichen bzw. mentalen Problemen. Durch die Möglichkeit, die Beschwerden dieser Menschen mit traditionellen Medizinsystemen zu kategorisieren und zu therapieren, kann nicht nur einer immer weiterwachsenden Gruppe von Patienten geholfen werden, sondern auch das Fortschreiten der initial oft milden Symptomatik verhindert werden.

---

[23] Der Begriff Polypharmazie bezeichnet den gleichzeitigen Einsatz mehrerer Medikamente.

Vorteile der Kampō-Medizin

Trotz dieser vielversprechenden Möglichkeiten stellt sich die Frage, warum auch für Therapeuten in Deutschland die Kampō-Medizin interessant sein sollte, zumal es hierzulande zahlreiche heimische pflanzliche Arzneimittel gibt und mit der TCM bereits ein Medizinsystem aus dem asiatischen Raum etabliert ist.

Ein großer Vorteil der Kampō-Medizin ist, dass sie die Vorteile der rationalen westlichen Phytotherapie und die der chinesischen Phytotherapie miteinander verbindet. Sie kann einerseits wie die westliche Phytotherapie sehr pragmatisch, ausgehend von einzelnen Symptomen (z. B. Durchfall, Halsschmerzen etc.), verwendet werden. Zum anderen ermöglicht die Kampō-Medizin dem Therapeuten, Rezepturen im Rahmen eines über Jahrhunderte gewachsenen und erprobten diagnostischen Konzepts entsprechend den individuellen Bedürfnissen des Patienten auszuwählen. In der Kampō-Medizin kommen die verschiedenen Rezepturen somit pragmatisch-symptomorientiert als auch individuell-konstitutionsspezifisch zur Anwendung. So ist es dem Therapeuten möglich, über die symptombasierte Auswahl von Rezepturen auch ohne ein tiefes Verständnis komplexer diagnostischer Konzepte zu therapieren. Rezepturen können bereits ausgehend von einem einzelnen charakteristischen Symptom (z. B. *dai kenchū tō* bei postoperativem Darmverschluss oder *rikkō san* bei Zahnschmerzen) genutzt werden. Weiterhin kann Kampō aber auch im Rahmen sehr komplexer Krankheitsbilder mit vielfältigen Beschwerden verwendet werden (z. B. Beschwerden in der Menopause: *kami shōyō san*). Die Kampō-Medizin kann somit gleichermaßen im Kontext klassischer Konzepte als auch rein symptomatisch eingesetzt werden. Der Therapeut entscheidet am Ende selbst, wie und in welchem Umfang er dieses Medizinsystem in seinen Arbeitsalltag integrieren möchte. Dies macht die Kampō-Medizin insgesamt leichter zugänglich als die chinesische Phytotherapie. Je nach Vorwissen kann es aber auch ganz individuelle Gründe geben, sich mit Kampō zu beschäftigen. Für diejenigen, die bereits Erfahrung mit anderen traditionellen ostasiatischen Heilmethoden wie der Akupunktur haben, bietet Kampō beispielsweise eine Möglichkeit, die therapeutischen Grenzen der Akupunktur zu erweitern. Auch wenn man bereits die chinesische Pflanzenheilkunde verwendet, kann die Kampō-Medizin mit ihren pragmatischen Konzepten eine alternative Sichtweise auf Rezepturen und Diagnostik ermöglichen.

Frage 6: Wie kann man Kampō lernen?

Im Gegensatz zur TCM bestehen in Deutschland nur wenige Möglichkeiten, Kampō im Rahmen spezieller Kurse oder Seminare zu erlernen. Dieser Unterschied liegt im Wesentlichen darin begründet, dass von Seiten der Volksrepublik China seit Langem intensive Bemühungen unternommen werden, die TCM international zu etablieren, wohingegen Kampō in den letzten Jahrzehnten weit weniger intensiv außerhalb Japans beworben wurde. Nichtsdestotrotz zeigen die Gründung einer internationalen Gesellschaft für Kampō-Medizin (International Society for Japanese Kampō Medicine, ISJKM), der zunehmend vereinfachte Zugang zum Studium an japanischen Instituten und die steigende Anzahl wissenschaftlicher Publikationen, die außerhalb Japans durchgeführt bzw. verfasst werden, dass das Interesse an der Kampō-Medizin und ihrer Verbreitung auf internationaler Ebene steigt.[24] Es ist zu hoffen, dass sich diese positive Entwicklung in den nächsten Jahren fortsetzen wird und zur Etablierung der Kampō-Medizin als Alternative neben der chinesischen Phytotherapie beitragen kann.

Eine Möglichkeit, Kampō im Rahmen eines strukturierten Kurses innerhalb Deutschlands zu erlernen, besteht über das entsprechende Angebot der Deutschen Ärztegesellschaft für Akupunktur (DÄGfA). Außerhalb Deutschlands ist es an einigen japanischen Universitäten wie der Kitasato-Universität oder der Keiō-Universität in Tokyo möglich, sich durch Hospitationen oder Forschungsaufenthalte einen Einblick zu verschaffen, wie Kampō in Japan praktiziert wird. Obwohl derartige Kurse und Hospitationen die beste Option darstellen, sich mit der Kampō-Medizin vertraut zu machen, kann auch das Selbststudium sowie die Verwendung leicht handhabbarer Rezepturen ermöglichen, erste Erfahrungen zu sammeln. Grundlage dafür ist, dass jeder Rezeptur eine bestimmte Kombination von Befunden und Symptomen (jap. *shō*) zugeordnet ist, die auch unabhängig vom Wissen um abstrakte Konzepte wie Yin und Yang zum therapeutischen Einsatz selbiger befähigt. Jeder, der die entsprechenden Symptome und Befunde einer Rezeptur kennt und beim Patienten identifizieren kann, ist auch in der Lage, die jeweilige Rezeptur zu verwenden. Zum anderen ist es möglich, sich ein-

[24] vgl. Watanabe et al. 2011

zelne Rezepturen außerhalb eines umfangreichen theoretischen Kontextes zu erarbeiten, wodurch jeder Therapeut selbst bestimmen kann, welche und wie viele Rezepturen er erlernen möchte. Zur leichten Anwendbarkeit trägt weiterhin bei, dass Kampō-Rezepturen evidenzbasiert, ausgehend von Diagnosen der wissenschaftlich orientierten Medizin, eingesetzt werden können.

Die Kampō-Medizin bietet somit neben der traditionellen Verwendung unter Berücksichtigung sog. Symptomkomplexe (s. Frage 20) auch leicht zugängliche Anwendungsmöglichkeiten. Sie eignet sich deshalb hervorragend für diejenigen, die zwar nicht die Zeit oder Möglichkeiten haben, sich einem intensiven Studium der asiatischen Phytotherapie zu widmen, aber dennoch ihr Therapiespektrum um einige sehr wirksame Rezepturen ergänzen möchten. Diese Form der Anwendung entspricht zwar nicht unbedingt dem traditionellen Verständnis der Rezepturen, ermöglicht aber aufgrund der zugrundeliegenden pragmatischen Denkweise einer Vielzahl von Therapeuten den Zugang zur Kampō-Medizin.

Der Therapeut kann also selbst bestimmen, wie intensiv er sich mit dieser Medizinform auseinandersetzen möchte. Verdeutlicht werden soll dies mit der Abbildung 4, welche die verschiedenen Möglichkeiten zeigt, wie Kampō entsprechend der genutzten Zahl an Rezepturen, dem Aufwand für das Studium und dem damit verbundenen Grad an Meisterschaft angewendet werden kann.

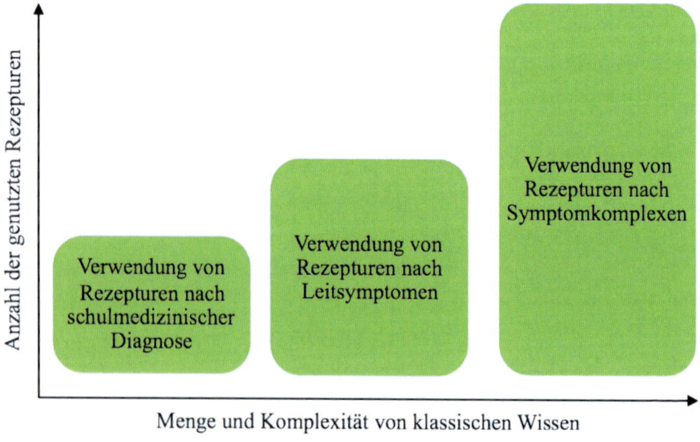

Abbildung 4: Anwendungsmöglichkeiten der Kampō-Medizin[25]

[25] vgl. Ahrens 2015

In der Abbildung ist ganz links die Anwendung ausgehend von klinischen Wirksamkeitsbelegen (Evidenzen) zu sehen. In diesem Fall sind die Ergebnisse aus klinischen Studien grundlegend für die Verwendung einer Rezeptur. Traditionelle Diagnostik oder eine komplexe Symptomdifferenzierung spielen keine Rolle. Diese Form der Anwendung eignet sich vor allem für den vielbeschäftigten Kliniker, der kaum Zeit oder Lust hat, sich mit einem großen theoretischen Gebilde auseinanderzusetzen und ohnehin nur eine oder zwei Rezepturen, ausgehend von einer guten Studienlage, einsetzen möchte. Ein populäres Beispiel hierfür ist die Verwendung von *dai kenchū tō* in der Therapie und Prophylaxe des postoperativen Darmverschlusses. So pragmatisch und zugänglich dieser Ansatz ist, es darf nicht übersehen werden, dass letztlich nur ein sehr begrenztes Potenzial der Rezeptur genutzt wird. Klinische Studien bilden selten die Wichtigkeit einer differenzierten Analyse der Konstitution des Patienten ab, deren Berücksichtigung jedoch sehr wichtig für die Wirksamkeit einer Rezeptur ist.

Rechts davon in der Mitte der Abbildung wird die Verwendung von Rezepturen ausgehend von bestimmten Leitsymptomen gezeigt. In diesem Fall kennt der Anwender recht gut die einzelnen Leitsymptome und deren Verknüpfungen, welche typisch für eine bestimmte Rezeptur sind. In diesem Fall kann mit einem recht überschaubaren Zeitaufwand ein gutes Verständnis der Rezepturen und ihrer Anwendungsmöglichkeiten erlangt werden. Die anspruchvollste Anwendung von Kampō-Rezepturen ist die nach Symptomkomplexen wie *ki*, *oketsu* oder *kigyaku*. Sie wird in der Abbildung 4 rechts dargestellt. Um diese Form der Anwendung zu erlernen, ist ein besonders hoher Zeitaufwand nötig, allerdings wird dieser auch mit einem tiefgreifenden Verständnis für die Rezeptur belohnt.

Egal welche dieser drei Anwendungsformen für den Einzelnen in Frage kommt, die Kampō-Medizin überlässt es in jedem Fall dem Anwender, wie umfangreich er sich mit ihr auseinandersetzt und wie viele Rezepturen er nutzen möchte. Im Gegensatz zur chinesischen Pflanzenheilkunde ist kein Wissen über die Funktion verschiedener Kräuter oder ein fremdartiges Medizinsystem nötig, um erfolgreich traditionelle Kräuterrezepturen einsetzen zu können.

Nachfolgend sind einige hilfreiche Internetadressen mit zusätzlichen Informationen aufgeführt.

https://www.isjkm.com
https://www.kitasato-u.ac.jp/toui-ken/english/index.html
http://www.keio-kampo.jp/vc/index.html
http://www.jsom.or.jp/english/index.html

Frage 7: Wie gestaltet sich der Ablauf einer Therapie mit Kampō-Rezepturen?

Die Behandlung mit Kampō-Rezepturen beginnt mit der sogenannten Erstvorstellung, welche sich grob in drei Abschnitte unterteilen lässt: (1) Anamnesegespräch, (2) körperliche Untersuchung und (3) Rezepturauswahl sowie die Aufklärung über die Einnahmemodalitäten. Vor dem ersten Arzt-Patienten-Kontakt erhält der Patient unter Umständen einen standardisierten Fragebogen, in dem er entsprechend seinen Beschwerden die vorgegebenen Antwortmöglichkeiten in drei Abstufungen (kaum, starke und sehr starke Ausprägungen) markiert. Anschließend erfolgt eine eingehende Befragung durch den Therapeuten. An das Anamnesegespräch schließt sich eine körperliche Untersuchung an, welche abgestimmt auf das Beschwerdebild nach den Standards der wissenschaftlich orientierten Medizin erfolgt und um die klassischen bzw. traditionellen Untersuchungsverfahren der Kampō-Medizin (Zungen-, Puls- und Bauchdeckendiagnostik) erweitert wird. Ausgehend von den gesammelten Informationen wird schließlich das *shō* des Patienten bestimmt und eine entsprechende Rezeptur ausgewählt. Nachfolgend wird der Patient über die Einnahmemodalitäten und mögliche Nebenwirkungen aufgeklärt. Darüber hinaus erfolgt in der Regel eine Blutentnahme, wobei unter anderem die Leberwerte, Elektrolyte und zellulären Bestandteile des Blutes bestimmt werden, um eine mögliche Veränderung der Werte gegebenenfalls im Therapieverlauf zu überprüfen.

Die Therapiedauer und die damit verbundene Anzahl an Folgeuntersuchungen ist individuell sehr unterschiedlich und von der Art der Beschwerden (chronisch/akut) und dem Therapieziel abhängig (Symptomkontrolle, Steigerung der Lebensqualität oder Krankheitsprävention). Dabei gilt, dass chronische Probleme in der Regel einen langen Therapieverlauf zeigen und die Wirkung der Rezeptur oft verzögert nach bis zu 30 Tagen eintritt, wohingegen akute Symptome eher einen kurzen Therapieverlauf zeigen und schnell auf die Rezeptur ansprechen (Stunden bis Tage). Falls eine Rezeptur als Langzeittherapie zur Steigerung der Lebensqualität oder zur Krankheitsprävention eingesetzt wird, kann die Therapie leicht über Monate andauern. Treten keine Komplikationen oder neuen Symptome auf, ist es möglich, die Therapie unter regelmäßigen Kontrollen über einen langen Zeitraum fortzuführen. Im Rahmen eines akuten grippalen Infekts können hingegen zwei bis drei Tage ausreichend sein. Letztlich sind die Symptome und deren Änderung im Therapieverlauf bestimmend für die Therapiedauer.

Für die Frequenz der Folgeuntersuchungen gilt, dass die erste Untersuchung nach etwa einer Woche, die zweite nach zwei Wochen, die dritte nach drei Wochen, die vierte nach vier und alle weiteren im Abstand von einem Monat durchgeführt werden. Der ersten Folgeuntersuchung kommt eine besondere Bedeutung bei, da zu diesem Zeitpunkt evaluiert wird, wie gut der Patient die Rezeptur verträgt. In diesem Zusammenhang kann die Abneigung des Patienten gegenüber dem Geschmack der Rezeptur ein wichtiger Hinweis darauf sein, dass die falsche Rezeptur ausgewählt wurde. Zwar gibt es durchaus Rezepturen, die man leicht trinken kann und geschmacklich weniger ansprechende Rezepturen. Symptome wie Übelkeit nach der Einnahme oder eine starke Abneigung gegenüber der Rezeptur sollten im Zweifelsfall zum Austausch der Rezeptur führen. Weiterhin lässt sich bei der ersten Folgeuntersuchung eventuell eine Besserung oder Veränderung der Symptome feststellen, wobei selbst eine leichte Verschlimmerung der Symptome (sogenannte Erstreaktion) ein Hinweis auf die Wirkung der Rezeptur sein kann. Bei chronischen Beschwerden oder der Verwendung sehr komplexer Rezepturen mit vielen Bestandteilen ist nach einer Woche meist noch keine Veränderung festzustellen. Auch im Rahmen eines grippalen Infekts bietet es sich gerade bei der Erstanwendung an, den Patienten nach einer Woche erneut einzubestellen. Neben der Dokumentation von Verträglichkeit und Wirksamkeit dienen die Folgeuntersuchungen vor allem dazu, frühzeitig Nebenwirkungen zu erkennen und Veränderungen des *shō* bzw. der Symptome festzustellen, um die Rezeptur gegebenenfalls modifizieren bzw. wechseln zu können. Dafür werden bei jeder Folgeuntersuchung die aktuellen Beschwerden erfragt und Zungen-, Puls- sowie Bauchdiagnostik durchgeführt.

Frage 8: Wie erfolgt die Diagnostik in der Kampō-Medizin?

Grundlegend für die Therapie mit Kampō-Rezepturen ist die Bestimmung des *shō*. Dieses setzt sich aus einer Reihe von objektiven und subjektiven Befunden zusammen, die vom Therapeuten mit Hilfe von vier diagnostischen Methoden (jap. *shishin* 四診) zusammengetragen werden: Fragen (Anamnese, jap. *monshin*), Betrachen (Inspektion, jap. *bōshin* 望診), Tasten (Palpation, jap. *sesshin* 切診) sowie Hören (Auskultation, jap. *bunshin* 聞診). Alle diagnostischen Methoden kommen ohne den Einsatz technischer Hilfsmittel aus und stützen sich lediglich auf die Sinneswahrnehmungen des Untersuchers, wodurch die Qualität der Untersuchung in hohem Maße von den Fähigkeiten des Therapeuten abhängig ist. Die Palpation von Puls (Pulsdiagnostik, jap. *myakushin* 脈診) und Abdomen (Bauchdeckendiagnostik, jap. *fukushin* 腹診) sowie die Inspektion der Zunge (Zungendiagnostik, jap. *zesshin* 舌診) sind die drei charakteristischsten Untersuchungsverfahren der Kampō-Medizin, die sich deutlich von der Diagnostik der naturwissenschaftlich fundierten Medizin unterscheiden. Unter diesen Untersuchungsverfahren ist der Bauchdeckendiagnostik eine besondere Bedeutung beizumessen, da sie in anderen traditionellen asiatischen Medizinsystemen wie der TCM nicht praktiziert wird.

Durch die Erhebung verschiedener diagnostischer Befunde kann der Therapeut feststellen, welches *shō* vorliegt bzw. welche Rezepturen und Einzeldrogen genutzt werden können, um die Beschwerden zu lindern. Die Diagnose von Appetitlosigkeit, Müdigkeit und einem empfindlichen Magen kann dementsprechend dazu führen, dass die Symptome als *rikkunshi tō shō* (*shō* der Rezeptur *rikkunshi tō*) interpretiert werden oder man in Erwägung zieht, dem Patienten eine Rezeptur mit Radix Ginseng zu verschreiben. Eine Symptomatik kann also verschiedene Denkweisen nach sich ziehen.

Ein anderer wichtiger Punkt ist, dass es nicht immer eine eindeutige Zuordnung zwischen Symptom und *shō* gibt, so kann ein Symptom Bestandteil vom *shō* verschiedener Rezepturen sein. Dies könnte leicht zur Verwirrung führen, wenn in der Praxis nur einzelne Symptome/Befunde ausschlaggebend für die Auswahl einer Rezeptur wären. Tatsächlich wird in der Regel eine Kombination aus mehreren Befunden genutzt, um das *shō* einer Rezeptur zu definieren, womit sich recht schnell die möglichen Rezepturen für die Therapie einschränken lassen. Kommen beispielsweise beim Symptom Fieber noch mehrere Rezepturen in Frage (z. B. *kakkon tō, keishi tō, shō saiko tō, maō tō*, etc.), sind es bei der Symptomkombination aus Fieber und Appetitlosigkeit nur noch zwei (z. B. *keishi tō, shō saiko tō*). Einzelne Befunde sind meist nur Teile eines bestimmten *shō* und nur als Hinweis auf die auszuwählende Rezeptur, einen Symptomkomplex oder eine bestimmte Einzeldroge zu werten. Für die *shō*-Bestimmung müssen letztlich mehrere Befunde berücksichtigt werden (s. Seite 130 ff.).

Der Ablauf der Diagnostik in der Kampō-Medizin unterscheidet sich rein formell nicht von dem in der naturwissenschaftlich fundierten Medizin. So verschafft sich der Therapeut im Rahmen der Anamnese einen umfassenden Überblick über die Beschwerden des Patienten und formuliert eine Reihe von möglichen Verdachtsdiagnosen, wobei insbesondere erprobte oder häufig verwendete Rezepturen für die vordergründigen Beschwerden des Patienten berücksichtigt werden. Dieser erste Eindruck wird ausgehend von den zusätzlichen, in der körperlichen Untersuchung gesammelten Informationen vervollständigt und das *shō* in Form einer passenden Rezeptur benannt.

Ein weiterer charakteristischer Aspekt der Kampō-Diagnostik ist die hohe Untersucherabhängigkeit der Befunde. Vergleicht man die erhobenen Befunde zwischen mehreren Therapeuten, fällt auf, dass verschiedene Therapeuten bei demselben Patienten teilweise zu unterschiedlichen Ergebnissen kommen. Dies ist nicht verwunderlich, zumal die Befunde ausgehend von subjektiven Empfindungen und Einschätzungen erhoben werden. Davon ausgehend kann jedoch der Eindruck entstehen, dass die *shō*-Bestimmung willkürlich bzw. sehr subjektiv ist. Dass dies wider Erwarten nicht zutrifft, liegt zum einen daran, dass die erwähnten Unterschiede zwischen den Diagnosen verschiedener Therapeuten bei näherer Betrachtung meist nicht gravierend sind. So könnte Therapeut 1 sagen, dass der Puls kräftig ist, Therapeut 2 hingegen empfindet den Puls als sehr kräftig und Therapeut 3 wiederum beschreibt den Puls als nur mäßig kräftig. Die Meinungen unterscheiden sich zwar, die Tendenz ist jedoch eindeutig: Der Patient hat einen kräftigen Puls. Zum anderen wird für die *shō*-Bestimmung nicht nur ein einzelner, sondern es werden viele verschiedene Befunde herangezogen, weshalb kleinere Unterschiede am Ende weniger ins Gewicht fallen und an Relevanz verlieren. Daraus lässt sich wiederum ableiten, dass es wenig ratsam ist, eine einzelne diagnostische Methode zu überbewerten bzw. die eigene Diagnose gänzlich oder zum Großteil darauf aufzubauen.

Weiterhin muss man kritisch hinterfragen, inwieweit minimale Unterschiede innerhalb der Bauch-, Zungen- oder Pulsdiagnose zu differenzieren sind, wenn solche Unterschiede für die Diagnose schließlich doch keine größere Bedeutung haben. Trotzdem stößt man gerade in der TCM häufig auf sehr spezielle diagnostische Befunde im Bereich der Puls- und Zungendiagnostik, die angeblich nur vom „Meister" festgestellt werden können oder es ermöglichen, allein durch einen Blick auf die Zunge oder das Tasten des Pulses eine umfassende Diagnose zu erstellen. An dieser Stelle soll keinesfalls die Expertise dieser Therapeuten in Frage gestellt werden, dennoch zeigt das folgende Kapitel, dass man sich innerhalb der Kampō-Medizin bei den Befunden von Bauch-, Puls- und Zungendiagnostik auf eine überschaubare Anzahl von Befunden beschränken kann.

Anamnese 問診

Der Anamnese bzw. Befragung des Patienten wird innerhalb der vier diagnostischen Methoden der höchste Stellenwert zugeschrieben. Da eine große Menge an Informationen durch den Therapeuten erfragt werden muss, bietet ein standardisierter Fragebogen eine gute Möglichkeit, das Anamnesegespräch effizient zu gestalten. Der Fragebogen wird dem Patienten im Rahmen der sogenannten Erstvorstellung vor dem eigentlichen Arzt-Patientengespräch ausgehändigt. Der Patient markiert dann entsprechend seinen Beschwerden in drei Abstufungen (kaum, starke und sehr starke Ausprägung) die im Fragebogen aufgeführten Symptome. Darüber hinaus wird der Patient gebeten, seine vorrangigen Beschwerden zusätzlich frei auszuformulieren. Ein solcher Fragebogen bietet dem Therapeuten die Möglichkeit, sich schon vor dem eigentlichen Anamnesegespräch einen ersten Eindruck über die Befindlichkeit des Patienten zu verschaffen und dementsprechend einige Rezepturen als Differentialdiagnosen in Betracht zu ziehen. Im eigentlichen Anamnesegespräch können dann gezielt diagnostisch wichtige Fragen gestellt werden. Weitere Vorteile der Nutzung eines solchen Fragebogens sind die Vollständigkeit des Fragenkatalogs (d. h. auch für den Patienten nicht unbedingt relevante, aber dennoch für die Rezepturauswahl entscheidende Symptome werden abgefragt und erfasst), Informationen über das Schriftbild des Patienten können einbezogen werden, und es besteht für Therapeut und Patient die Möglichkeit, bestimmte Symptome entsprechend ihrer Intensität oder Bedeutung während des eigentlichen Anamnesegesprächs nochmals eingehender zu besprechen. Ein solcher Beispielfragebogen wurde im Anhang beigefügt. Dabei handelt es sich in weiten Teilen um eine deutsche Übersetzung des aktuell am Oriental Medicine Research Center der Kitasato-Universität eingesetzten Fragebogens. In der Tabelle 2 sind verschiedene anamnestische Befunde entsprechend ihrer Lokalisation aufgeführt. Diesen Befunden wurde eine Auswahl der im jeweiligen Fall wirksamen und häufig genutzten Rezepturen zugeordnet. Diese Darstellung soll zum einen die verschiedenen, erfragbaren Symptome im Rahmen der Kampō-Diagnostik zusammenfassen. Zum anderen soll sie einen Eindruck verschaffen, welche Therapiemöglichkeiten bestehen.

Tabelle 2: Anamnestische Befunde und Therapiemöglichkeiten

<table>
<tr><th>Organ</th><th colspan="2">Symptome/Beschwerden</th><th>Mögliche Rezepturen</th><th>Symptom-komplex</th></tr>
<tr><td rowspan="6">Kopf</td><td rowspan="4">Kopfschmerzen und …</td><td>Erkältung</td><td>keishi tō, kakkon tō, maō tō</td><td>Großes Yang Stadium</td></tr>
<tr><td>Übelkeit, Erbrechen, Kälteempfindlichkeit</td><td>goshuyu tō</td><td>Yin Stadium</td></tr>
<tr><td>Bluthochdruck</td><td>chōtō san, ōren gedoku tō</td><td>Hitze-shō</td></tr>
<tr><td>Menstruationsbeschwerden</td><td>keishi bukuryō gan</td><td>oketsu</td></tr>
<tr><td rowspan="2">Schwindel und …</td><td>Durchfall, Kälteempfinden</td><td>shinbu tō</td><td rowspan="2">suidoku</td></tr>
<tr><td>Müdigkeit nach dem Essen</td><td>hange byakujutsu tenma tō</td></tr>
<tr><td rowspan="3">Nase</td><td colspan="2">Behinderte Nasenatmung</td><td>maō tō</td><td>Großes Yang Stadium</td></tr>
<tr><td colspan="2">Laufende Nase, Allergien</td><td>shō seiryū tō</td><td>suidoku</td></tr>
<tr><td colspan="2">Nasenbluten</td><td>ōren gedoku tō</td><td>Hitze-shō</td></tr>
<tr><td rowspan="6">Mund</td><td rowspan="4">Mund-trockenheit und …</td><td>Durst, Schwitzen, Hitzegefühl</td><td>byakko tō, byakko ka ninjin tō</td><td>Helles Yang Stadium</td></tr>
<tr><td>Müdigkeit, Kältegefühl, älterer Patient</td><td>hachimi gan</td><td>Nieren-Leere</td></tr>
<tr><td>Durst, Neigung zu Ödemen</td><td>gorei san</td><td>suidoku</td></tr>
<tr><td>bitterer Mundgeschmack, kein Durst</td><td>shō saiko tō, dai saiko tō</td><td>Kleines Yang Stadium</td></tr>
<tr><td colspan="2">Aphten</td><td>hange shashin tō, ōren gedoku tō</td><td>Hitze-shō</td></tr>
<tr><td colspan="2">trockene Lippen</td><td>unkei tō, shō kenchū tō</td><td>kekkyo, Leere-shō</td></tr>
</table>

Organ	Symptome/Beschwerden		Mögliche Rezepturen	Symptom-komplex
Hals/ Nacken	Kloßgefühl im Hals		*hange kōboku tō*	*kitai*
	Nackenverspannung		*kakkon tō*	Großes Yang Stadium
Haut	Juckreiz, Rötung	trockene und blasse Haut, Intermedio- bis Fülle-Konstitution	*tōki inshi*	*kekkyo*
	Akne	helle Hautfarbe	*tōki shakuyaku san*	*oketsu*, *kekkyo*
		kräftiges Hautkolorit	*keishi bukuryō gan*	*oketsu*
	brüchige Nägel, Haarausfall, trockene Haut		*shimotsu tō*	*kekkyo*
	verstärktes Schwitzen	vorwiegend nachts	*ōgi kenchū tō*	Leere-*shō*
		… und Knieschmerzen	*bōi ōgi tō*	Leere-*shō*, *suidoku*
Brust-korb	Beklemmungsgefühl		*hange kōboku tō*, *shigyaku san*	*kigyaku*, Leber-Fülle
	unangenehmes Empfinden des Herzschlags		*keishi ka ryūkotsu borei tō*, *saiko ka ryūkotsu borei tō*	*kigyaku*, Leber-Fülle
	Hitzegefühl/Brennen	Intermedio- bis Fülle-Konstitution	*ōren gedoku tō*, *hange shashin tō*	*kigyaku*, Hitze-*shō*
		Appetitlosigkeit	*rikkunshi tō*	Leere-*shō*

Inspektion 望診 *und Palpation* 切診

Inspektion und Palpation sind Teile der körperlichen Untersuchung. Im Folgenden werden diesbezüglich die Puls- und Zungendiagnostik als zwei charakteristische Methoden der Kampō-Medizin vorgestellt.[26]

Zungendiagnostik 舌診

Bei der Zungendiagnostik handelt es sich um eine spezielle Form der Inspektion, bei der Zungenkörper und -belag beurteilt werden.[27] Wäh-

[26] Für die Bauchdeckendiagnostik erfolgt eine gesonderte Erläuterung unter Frage 9.

[27] Im Fall der Kampō-Medizin spielt die Zuordnung der verschiedenen Teile der Zunge zu den fünf Organen (Herz, Milz, Niere, Lunge und Leber) in der Regel keine Rolle. Bei der Zungendiagnostik im Rahmen der TCM werden

rend der Betrachtung wird die Zunge locker, unverkrampft ca. fünf Sekunden herausgestreckt.[28] Im Vorfeld der Untersuchung ist es wichtig, auf den Konsum von Zigaretten, Alkohol und färbenden Nahrungsmitteln wie Blaubeeren oder Lakritz zu verzichten, da ansonsten die Farbe des Zungenkörpers und -belages verfälscht wird. Dies dient dazu, die Vergleichbarkeit der Befunde zu verbessern und die Gefahr einer Verfälschung durch äußere Einflüsse, die nichts mit dem Krankheitsgeschehen zu tun haben, zu reduzieren. Wie bereits erwähnt, konzentriert sich der Therapeut bei der Zungendiagnostik auf die Beurteilung von Zungenkörper und -belag. Der Zungenkörper wird hinsichtlich seiner Größe und Färbung, der Belag anhand seiner Farbe, Dicke und Feuchtigkeit beurteilt. Für die Zungenfarbe gilt als grober Richtwert, dass die normale Färbung der Zunge etwa der von rohem, frischem Lachs entspricht. Zwei besondere Veränderungen der Zungenfarbe stellen rote und violette Punkte dar. Die roten Punkte fallen meist am seitlichen Rand des Zungenkörpers und im Bereich der Zungenspitze auf, haben einen kleinen Durchmesser und treten in großer Zahl auf. Dies deutet auf ein Hitze- oder ein *oketsu-shō* hin. Im Vergleich zu den roten Punkten treten die violetten Flecken in geringerer Anzahl auf, sind größer und nicht nur an den Zungenrändern lokalisiert (s. Abb. 4). Ein weiterer Befund, der auf *oketsu* hinweisen kann, sind gestaute Zungengrundvenen, die beim Betrachten der Zungenunterseite auffallen. Sichtbar werden die Zungengrundvenen, wenn man die Zungenspitze nach oben bewegt.

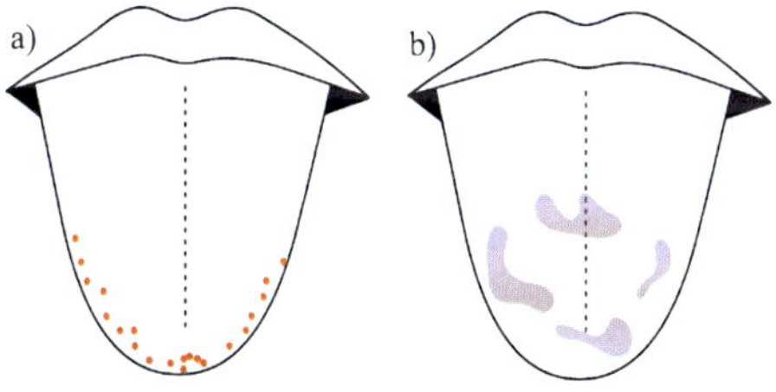

Abbildung 5: Rote Punkte und violette Flecken auf dem Zungenkörper

hingegen bestimmte Bereiche der Zunge verschiedenen Körperbereichen/Organen zugeordnet. Beispielsweise entsprechen die seitlichen Zungenränder der Leber und der Gallenblase.

[28] Wird die Zunge länger herausgestreckt, ändert sich die Farbe des Zungenkörpers, welcher dann tendenziell dunkler wird.

Die Abbildung 6 zeigt eine Übersicht der verschiedenen Zungenkörpergrößen: a) klein/schmal, b) normal, c) vergrößert. Um die Größe des Zungenkörpers einzuschätzen, eignet sich die Größe des Mundwinkels, welcher mit einem * gekennzeichnet wurde. Es fällt auf, dass der Mundwinkel im Falle von c) quasi nicht mehr einzusehen ist.

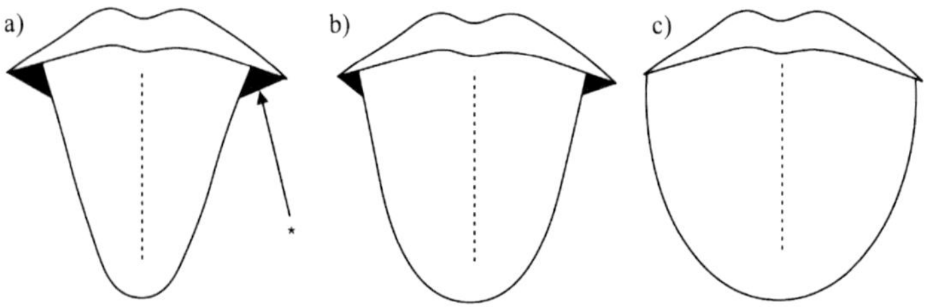

Abbildung 6: Die verschiedenen Zungengrößen

Die Zungengröße weist auf den Zustand des *ki* hin. Für sich alleine hat sie jedoch kaum einen diagnostischen Wert. So kann sowohl ein großer als auch ein kleiner Zungenkörper ein Anzeichen für *ki*-Leere sein. Dieses Beispiel zeigt, dass es wichtig ist, im Rahmen der Zungendiagnostik mehrere Befunde in Betracht zu ziehen. So weist eine Zunge mit feuchtem Belag, Zahnabdrücken und normaler Farbe des Zungenkörpers auf den Symptomkomplex *suidoku* hin, wohingegen eine vergrößerte, blasse Zunge mit Zahnabdrücken eher auf *ki*-Leere hinweist. Der Schlüssel zu einer belastbaren Diagnose ist also die Berücksichtigung von mehreren Befunden.

Im Falle des Zungenbelags gilt ein dünner, weißer und etwas feuchter Belag als normal. Falls der Zungenbelag gänzlich verschwunden sein sollte und der Zungenkörper rötlich/trocken erscheint, sind Rezepturen mit Einzeldrogen wie Rhemanniae Radix oder Ginseng Radix (z. B. *rokumi gan*, *bakumondō tō*) indiziert. Ein weißer, dicker und feuchter Zungenbelag weist auf eine Stagnation von Nahrung oder Flüssigkeit im Verdauungstrakt hin, was typisch für das *shō* von Rezepturen wie *rikkunshi tō* ist und dem Einsatzbereich von Einzeldrogen wie Pinelliae Tuber oder Pachyma Hoelen entspricht. Ein dicker, gelber Belag kann auf ein Hitze-*shō* und die Notwendigkeit ausleitender Einzeldrogen wie Rhei Rhizoma hindeuten. Ein dünner, weißer Zungenbelag spricht wiederum gegen den Einsatz ausleitender Einzeldrogen und wird dem Kälte-*shō* zugeordnet.

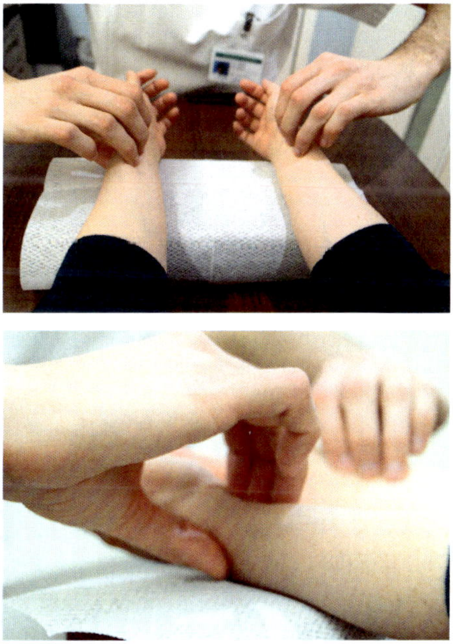

Abbildung 7: Die Pulsdiagnose

Verglichen mit dem Zungen- und Bauchbefund ist der Puls sehr dynamisch und kann sich mitunter innerhalb von Minuten oder Sekunden ändern. Bestimmt werden die Position, die Geschwindigkeit, die Kraft und der Charakter des Pulses, wobei die Bestimmung des Charakters bei weitem am schwierigsten ist. Für die Anwendung im Rahmen der Kampō-Medizin genügt es in der Regel, Kraft, Position und Geschwindigkeit zu analysieren, welche wertvolle Informationen bezüglich der Unterscheidung zwischen den Symptomkomplexen Leere/Fülle bzw. Innen/Außen liefern.

Da es unter anderem bei Positionswechsel (Sitzen, Stehen, Liegen) zu Veränderungen des Pulses kommen kann, sollte dieser immer in derselben Position bzw. eine gewisse Zeit nach einem Positionswechsel untersucht werden. Der Puls wird dabei über beiden Handgelenken durch den Zeige-, Mittel- und Ringfinger des Therapeuten getastet. An jedem Arm ergeben sich so drei Positionen (s. Abb. 7). Nachdem die Finger positioniert wurden, wird der Puls anhand von vier Kriterien beurteilt: Position (oberflächlich-mittel-tief), Kraft (kräftig-mittel-schwach), Geschwindigkeit (schnell-moderat-langsam) und Qualität (z. B. rau, glatt, gespannt etc.). Der Normalbefund des Pulses ist dabei von der Position und Kraft her mittel, von moderater Geschwindigkeit und hinsichtlich seiner Qualität glatt.

Für die *Position* gilt, dass ein oberflächlicher Puls bereits zu spüren ist, wenn man die Haut nur leicht berührt und schwerer tastbar wird, falls mehr Druck ausgeübt wird. Rezepturen, die in diesem Fall in Frage kommen, sind *maō tō* (Puls ist oberflächlich und kräftig) oder *keishi tō* (Puls ist oberflächlich und schwach). Der tiefe Puls ist am deutlichsten zu fühlen, wenn man starken Druck ausübt (mögliche Rezepturen: *Dai saiko tō*, *dai jōki tō*). Der oberflächliche Puls wird dem Symptomkomplex Außen und der tiefe Puls dem Symptomkomplex Innen zugeordnet.

Was die *Geschwindigkeit* angeht, entspricht der schnelle Puls einer Herzfrequenz ≥ 90/min., der moderate Puls einer Herzfrequenz zwischen 60 und 90/min. und der langsame Puls einer Herzfrequenz ≤ 60/min. Der schnelle Puls wird dem Symptomkomplex Hitze und der langsame Puls dem Symptomkomplex Kälte zugeordnet.

Die *Kraft* des Pulses wird in der Position bestimmt, in welcher der Puls am deutlichsten zu tasten ist. Der kräftige Puls (Fülle-*shō*) setzt dem Druck der Finger einen sehr deutlich spürbaren Widerstand entgegen, wobei auch bei stärkerem Druck die Pulswelle noch deutlich spürbar bleibt. Der schwache Puls (Leere-*shō*) hingegen ist schwer tastbar und setzt dem Finger kaum einen Widerstand entgegen. Bereits durch leichten Druck kann das Gefäß verschlossen werden. Der mittlere Puls wiederum fühlt sich elastisch an, d. h. der Puls ist zwar deutlich tastbar, gibt aber bei stärkerem Druck nach.

Besonders schwierig gestaltet sich die Bestimmung der *Pulsqualität*, zumal sich viele Befunde stark ähneln und daher nur schwer voneinander abzugrenzen sind.[29] Im Gegensatz zur Pulsdiagnostik im Rahmen der TCM, die eine unglaubliche Vielfalt an Pulsqualitäten kennt, genügen für die Auswahl der meisten Kampō-Rezepturen sechs verschiedene Pulsqualitäten: Gespannt, sehnenartig, glatt, rau, dünn und breit.

Anmerkung zu den diagnostischen Verfahren

Bezüglich der verschiedenen diagnostischen Methoden sei an dieser Stelle noch einmal erwähnt, dass es als Praktizierender nicht notwendig ist, sie vollständig zu beherrschen, um erfolgreich mit Kampō-Rezepturen zu arbeiten. Möchte man eventuell nur eine oder zwei Rezepturen ausgehend von einer guten Studienlage verwenden, kann man auch gänzlich auf spezielle Untersuchungsverfahren wie die Zungen- und Pulsdiagnostik verzichten. Nichtsdestotrotz können fundierte Kenntnis-

[29] Es empfiehlt sich, beim Studium der verschiedenen Qualitäten gerade zu Beginn von einem erfahrenen Therapeuten zu lernen und direkt am Patienten die Charakteristika der einzelnen Qualitäten nachzuvollziehen.

se bezüglich dieser Verfahren ermöglichen, Beschwerden und Krankheiten aus einem Blickwinkel zu betrachten, der alternative therapeutische Möglichkeiten eröffnet, die einem vom Standpunkt der naturwissenschaftlich orientierten Medizin verborgen bleiben. Die Flexibilität der Kampō-Medizin, welche die Anwendung von Rezepturen auch ohne spezielle diagnostische Techniken erlaubt, sollte deshalb nicht zur generellen Vernachlässigung der theoretischen Konzepte und zusätzlichen diagnostischen Verfahren verleiten.

FRAGE 9: WAS IST *FUKUSHIN* 腹診?

Die *fukushin* (dt. Bauchdeckendiagnostik) ist charakteristisch für die Kampō-Medizin und in vielen Fällen essentiell für die *shō*-Bestimmung. Als Begründer der systematischen Bauchdeckendiagnostik gilt Tōdō Yoshimasu, ein bedeutender Vertreter der *kohō ha*. Obwohl sich erste Erwähnungen einer abdominellen Diagnostik bereits im *Nanjing* (chinesisches Medizinbuch aus dem 1. Jh. n. Chr.) finden, ist die heute in Japan praktizierte Bauchdeckendiagnostik in ihrer Systematik und Komplexität eine japanische Errungenschaft, welche vor allem seit der Edo-Zeit an Bedeutung und Popularität gewonnen hat.

Zwar zeichnet sich nicht jedes *shō* durch einen typischen abdominellen Befund aus, dennoch liefern die Festigkeit/Elastiziät der Bauchdecke (sog. Bauchdeckenspannung) und die Form des Abdomens in jedem Fall wichtige Hinweise auf die Einordnung des Patienten innerhalb der Kategorien Fülle und Leere. Aufgrund der eher trägen bzw. allmählichen Änderung abdomineller Befunde kommt der Bauchdeckendiagnostik bei der Beurteilung chronischer Krankheitsprozesse die größte Bedeutung zu. Akute fieberhafte Infekte oder andere Beschwerden, die im Außenbereich lokalisiert sind, spiegeln sich wiederum eher nicht im Abdomen wider. In diesem Fall sind Puls und Zungenbefund aussagekräftiger. Die wichtigsten und häufigsten Befunde der Bauchdeckendiagnostik werden in Abbildung 8 zusammengefasst.

Da die Übersetzung der japanischen Bezeichnungen für die verschiedenen abdominellen Befunde sich in der Mehrzahl der Fälle schwierig

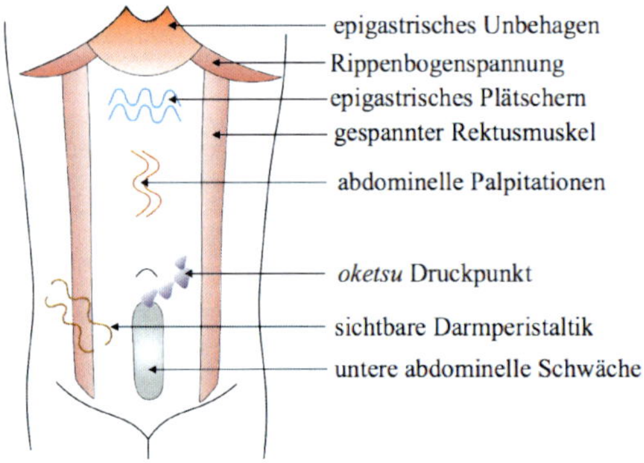

Abbildung 8: Die verschiedenen Befunde der Bauchdeckendiagnostik (schematisch)

gestaltet und teilweise hölzern wirkt, wurden entsprechend ihrer Praktikabilität japanische, deutsche oder japanisch-deutsche Bezeichnungen genutzt. Weiterhin wurden teilweise die japanischen Begrifflichkeiten vereinfacht. Beispielsweise werden an dieser Stelle nicht die verschiedenen Manifestationen von *oketsu* im Bereich des unteren Abdomens unterschieden. Stattdessen wird die Bezeichnung *oketsu*-Druckpunkt(e) verwendet.

Technik und Durchführung der japanischen Bauchdeckendiagnostik

Ein bis zwei Stunden vor Beginn der Untersuchung sollte nichts mehr gegessen und ca. 30 Minuten vorher das letzte Mal getrunken werden. Zwar kann die Untersuchung auch im kürzeren Abstand zur Nahrungs- bzw. Flüssigkeitsaufnahme durchgeführt werden, dies führt jedoch vor allem im Bereich des oberen Abdomens zu einer erschwerten Beurteilung der Befunde. Während der Bauchdeckendiagnostik sollte der Patient in einer für ihn bequemen Position liegen, wobei die Knie nicht gebeugt und die Arme entweder seitlich neben dem Körper positioniert oder über der Brust verschränkt sein sollten. Bis zur eigentlichen Untersuchung bleiben Bauch und Unterkörper mit einem Handtuch bedeckt, um ein Auskühlen oder Frieren zu vermeiden (s. Abb. 9).

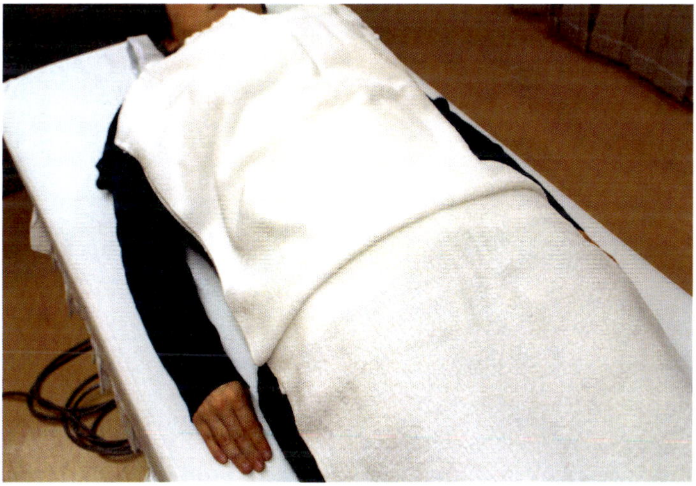

Abbildung 9: Patient vor der Bauchdeckendiagnostik

Die Bauchdeckendiagnostik selbst kann in zwei Phasen unterteilt werden: (1) Kontaktaufnahme und (2) Erhebung der Einzelbefunde. Während der Kontaktaufnahme beurteilt der Therapeut durch sanftes Tasten des ganzen Abdomens die Bauchdeckenspannung (BDS), welche in Verbindung mit der Form die Zuordnung innerhalb der Kategorien Fülle und Leere erlaubt. Dafür wird der Bauch kreisend oder mäanderförmig abgetastet (s. Abb. 10) und zusätzlich in seiner Gesamtheit betrachtet.

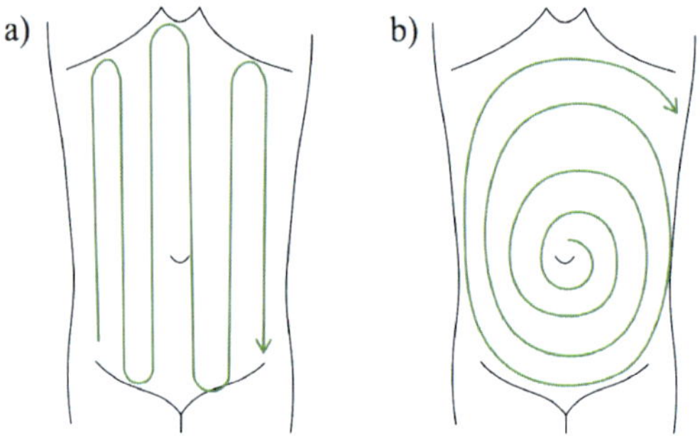

Abbildung 10: Tasten der Bauchdeckenspannung (BDS)

Nach Terasawa wird die BDS in fünf Abstufungen angegeben von 1/5 (Schlaffe Bauchdecke) über 3/5 (Elastische Spannung = Normalbefund) bis hin zu 5/5 (Straffe Bauchdecke). 2/5 und 4/5 kennzeichnen dabei die Übergänge vom Normalbefund zur schlaffen bzw. kräftigen oder gespannten Bauchdecke. Die Bauchdeckenspannung liefert in der Ge-

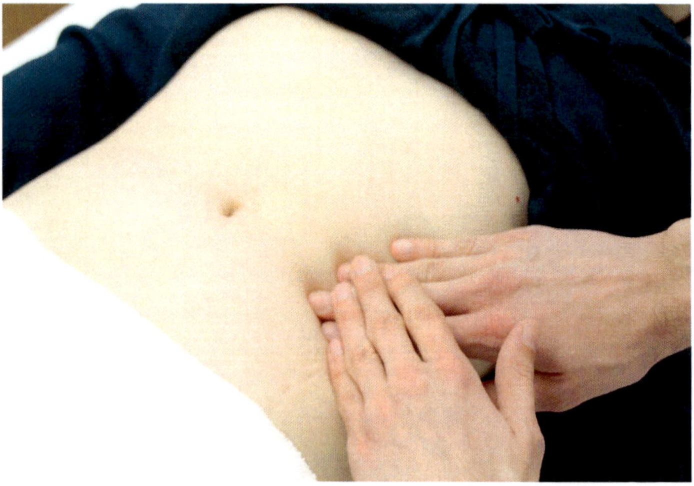

Abbildung 11: Palpation der Bauchdecke mit zwei Händen

samtschau des Abdomens einen wichtigen Hinweis auf die Beurteilung der Konstitution des Patienten.

Der Normalbefund ist dadurch gekennzeichnet, dass die Bauchdecke sich zwar eindrücken lässt, der tastenden Hand jedoch einen fühlbaren Widerstand entgegensetzt. Die schlaffe Bauchdecke wird dem Leere-*shō* zugeordnet, wobei die Bauchdecke dem Druck der palpierenden Hand kaum einen Widerstand entgegensetzt. Das Abdomen erscheint typischerweise schlank und der Bereich zwischen den Rippenbögen ist schmal. Bei einer kräftigen Bauchdeckenspannung, welche dem Fülle-*shō* zugeordnet wird, lässt sich das Abdomen kaum eindrücken und der tastenden Hand wird ein deutlicher Widerstand entgegengesetzt. Die Abbildung 12 zeigt die Zuordnung der abdominellen Befunde anhand von BDS und äußerem Erscheinungsbild zu den Symptomkomplexen Leere und Fülle.

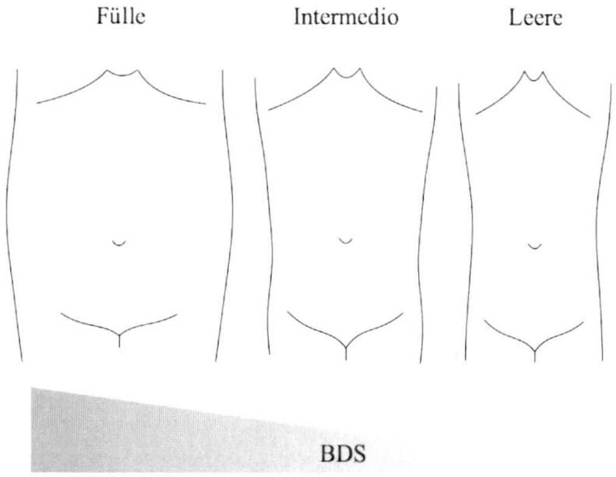

Abbildung 12: Bauchdeckenspannung und äußeres Erscheinungsbild

Das geblähte Abdomen 腹満

Der Befund geblähtes Abdomen (jap. *fukuman*) ist durch ein subjektives Völlegefühl und/oder den Verhalt von Stuhl und Gas charakterisiert. Entsprechend dem Tastbefund kann eine Fülle- und Leere-Form des geblähten Abdomens unterschieden werden. Erstere ist neben den bereits erwähnten Symptomen durch eine kräftige Bauchdeckenspannung gekennzeichnet und wird im Japanischen als *jitsuman* bezeichnet (*jitsu* = Fülle). Für die Leere-Form ist entsprechend eine schwache Bauchdeckenspannung typisch (jap. *kyoman*, *kyo* = Leere). Rezepturen, die bei der Fülle-Form des geblähten Abdomens in Betracht kommen, sind beispielsweise *dai saiko tō*, *chōi jōki tō* und *dai jōki tō*. *Dai kenchū tō* und *keishi ka shakuyaku tō* sind Beispiele für Rezepturen, die bei der Leere-Form genutzt werden können.

Abdominelle Palpitationen 腹部動悸

Abdominelle Palpitationen (jap. *fukubu dōki*) sind bereits beim Auflegen der Hand auf das Abdomen oder durch Ausüben eines leichten bis mittleren Drucks als Pulsation der Bauchaorta tastbar. Entsprechend der Lokalisation kommen verschiedene Rezepturen in Frage. Abbildung 13 stellt die verschiedenen Lokalisationsmöglichkeiten für abdominelle Palpitationen und Beispiele für mögliche Rezepturen dar.

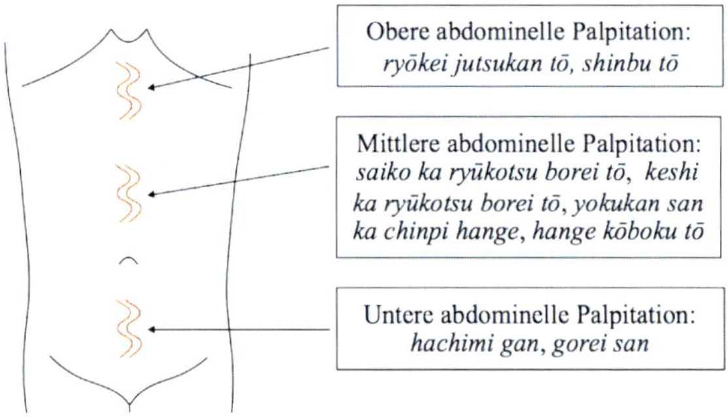

Abbildung 13: Abdominelle Palpitationen

Schwäche im unteren Abdomen 小腹不仁

Eine Schwäche im unteren Abdomen (jap. *shōfuku fujin*) kann getastet werden, indem man die BDS über- und unterhalb des Bauchnabels vergleicht. Beim Betasten des unteren Abdomens bemerkt man dabei eine spürbar schwächere BDS oder eine ovale Mulde unterhalb des Bauchnabels (s. Abb. 14). Die Schwäche im unteren Abdomen ist typisch für das Nieren-Leere-*shō* und Rezepturen wie *hachimi gan* und *shinbu tō*, die Rhemanniae Radix bzw. Aconiti Radix enthalten. Anatomisch kann die Schwäche im unteren Abdomen durch einen Tonusverlust im Bindegewebe erklärt werden. Sie tritt vor allem bei älteren Menschen, Frauen nach der Geburt und bei ausgeprägtem Leere-*shō* auf.

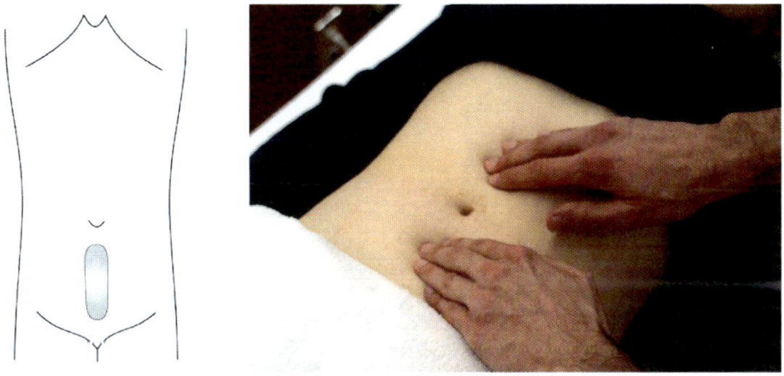

Abbildung 14: Schwäche im unteren Abdomen und Palpationstechnik

Sichtbare Darmbewegung 蠕動不穏

Der Bezeichnung entsprechend (jap. *zendō fuon*) sind die Bewegungen einzelner Darmabschnitte durch die Haut hindurch sichtbar. Dieser Befund findet sich vorrangig bei Patienten mit Leere-*shō* und einer schwachen Bauchdeckenspannung. Oft klagt der Patient über weitere Symptome wie ein abdominelles Völlegefühl, Bauchschmerzen und Kälteempfindlichkeit. Eine sichtbare Darmperistaltik ist typisch für Rezepturen wie *dai kenchū tō* und *shō kenchū tō*.

oketsu-Druckpunkte 小腹急結

Hierbei handelt es sich um punktförmige und ungleichmäßig begrenzte Verhärtungen im Bereich des unteren Abdomens, die teilweise druckschmerzhaft sind (jap. *shōfuku kyūgetsu*). Im Japanischen werden entsprechend der Lokalisation verschiedene spezielle Bezeichnungen verwendet. Vereinfachend wird im Folgenden jedoch nur von *oketsu*-Druckpunkt(en) gesprochen, wobei diese Bezeichnung zusätzlich durch eine genauere Beschreibung von Lokalisation, Größe und Form präzisiert werden kann. So kann ein Befund lauten: *oketsu*-Druckpunkt von ca. 2 cm Durchmesser im Bereich des rechten unteren Abdomens. Eine mögliche Rezeptur wäre in diesem Fall *daiō botanpi tō*. Häufig treten *oketsu*-Druckpunkte bei Frauen mit Menstruationsbeschwerden auf, wobei sich die einzelnen Druckpunkte in charakteristischerweise um den Bauchnabel anordnen. Abbildung 15 stellt die verschiedenen Lokalisationsmöglichkeiten der *oketsu*-Druckpunkte und Beispiele für die im jeweiligen Fall anwendbaren Rezepturen dar.

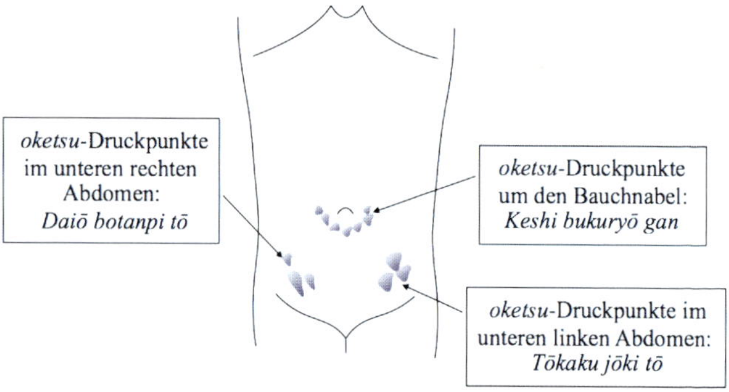

Abbildung 15: *Oketsu*-Druckpunkte im Bereich des unteren Abdomens

Epigastrisches Unbehagen 心下痞硬

Unter dem Begriff epigastrisches[30] Unbehagen werden drei Zustände zusammengefasst, die im Japanischen jeweils eigene Bezeichnungen tragen. So kann das Unbehagen rein subjektiv sein und sich als Völlegefühl ohne Tastbefund manifestieren. Dies wird als *shinka hi* bezeichnet (*subjektives* epigastrisches Unbehagen).

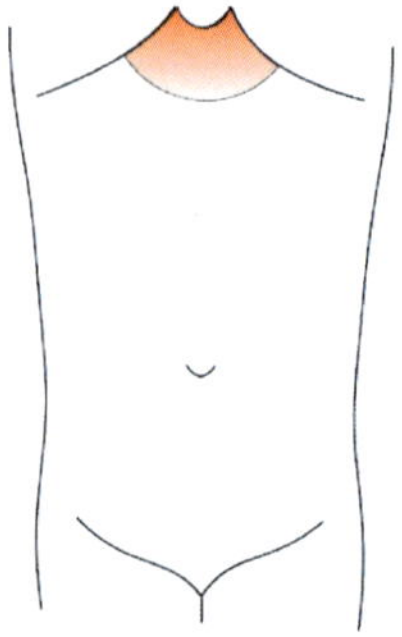
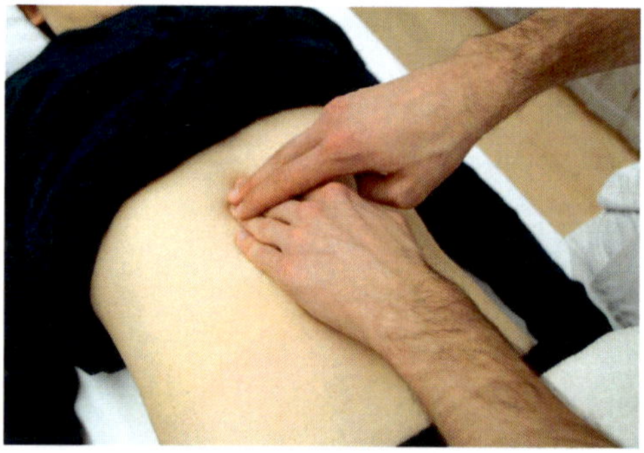

Abbildung 16: Epigastrisches Unbehagen und Palpationstechnik

Lässt sich neben subjektiven Beschwerden wie Völlegefühl und Schmerzen auch eine schmerzhafte Verspannung im Epigastrium tasten, so entspricht dies dem sogenannten *shinka hikō* (epigastrisches Un-

[30] Als Epigastrium wird der Bereich im oberen Abdomen zwischen den Rippenbögen bezeichnet.

behagen *mit schmerzhafter Spannung*). Rezepturen, die bei einem epigastrischen Unbehagen in Frage kommen, sind *ōren gedoku tō*, *hange shashin tō* und *ninjin tō*.

Rippenbogenspannung 胸脇苦満

Als Rippenbogenspannung (jap. *kyōkyōkuman*) wird ein ein- oder beidseitiges subjektives Spannungs-/Beklemmungsgefühl im Bereich des Rippenbogens verstanden. Dieses kann teilweise mit schmerzhaften Verspannungen verbunden sein. Die rechte Seite ist dabei meist stärker betroffen. Beim Tasten der Rippenbogenspannung ist wie beim Unbehagen im Epigastrium darauf zu achten, dass immer dann Druck ausgeübt wird, wenn der Patient ausatmet. Die Finger der fühlenden Hand werden hierbei vorsichtig während der Ausatmung unter den Rippenbogen geschoben, wobei auf Resistenzen und Unbehagen geachtet wird. Ein positiver Befund ist charakteristisch für Rezepturen wie *shō saiko tō* oder *shigyaku san*, die Bupleuri Radix enthalten.

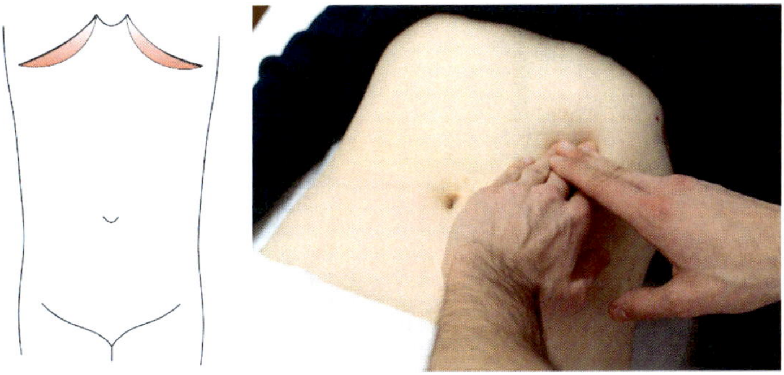

Abbildung 17: Rippenbogenspannung und Palpationstechnik

Gespannter Rektusmuskel 腹直筋攣急

Das Tasten des gespannten Rektusmuskel (jap. *fukuchokukin renkyū*) erfolgt für jeden Rektusmuskel[31] separat, indem beide Hände parallel

[31] Der Rektusmuskel, auch musculus rectus abdominis, ist ein paarig angelegter Bauchmuskel, der sich über die ganze Länge des Abdomens vom Brustkorb bis zum Beckenring erstreckt.

zueinander und längs zum Verlauf des Muskels platziert und mit leichtem Druck vor und zurück bewegt werden. Die Bauchhaut wird dabei durch die Finger fixiert und gegen den darunterliegenden Muskel verschoben. Ein gespannter Rektusmuskel fühlt sich wie eine stangenförmige, nicht verschiebbare Struktur an, deren Spannung im Vergleich zum umgebenden Gewebe erhöht ist. Der gespannte Rektusmuskel kann in verschiedenen Ausprägungen als eine ein- oder beidseitige Tonuserhöhung auftreten und auf das untere oder obere Abdomen beschränkt sein. Der gespannte Rektusmuskel tritt sowohl bei Patienten mit geringer BDS und Leere-Konstitution auf, was auf Rezepturen wie *shinbu tō* und *shō kenchū tō* hinweist, als auch bei Patienten mit hoher BDS und Fülle-Konstitution, was wiederum typisch für das *shō* der Rezeptur *shigyaku san* ist (s. Abb. 18).

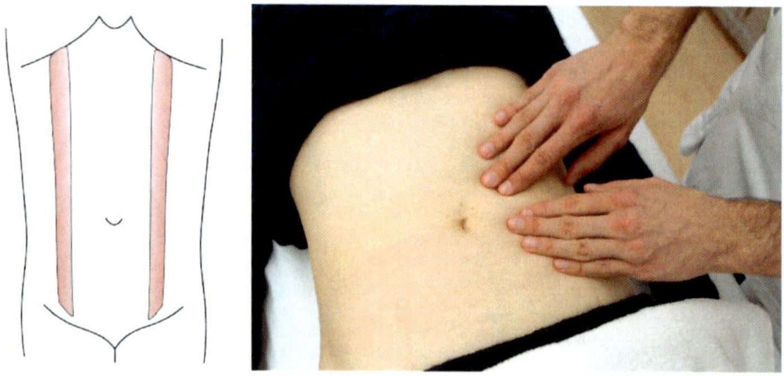

Abbildung 18: Gespannter Rektusmuskel und Palpationstechnik

Epigastrisches Plätschern 心下部振水音

Dem epigastrischen Plätschern (jap. *shinkabushin suion*) liegt eine Stagnation von Flüssigkeit und Luft im oberen Magen-Darmtrakt zugrunde (s. Abb. 19). Getastet wird das epigastrische Plätschern, indem die Hand als Faust im Zentrum des Epigastriums aufgelegt und auf und ab bewegt wird, ohne den Kontakt zur Bauchhaut zu verlieren. Falls ein plätscherndes Geräusch vernommen wird, ist der Befund positiv. Alternativ können auch nur die Fingerspitzen der Hand aufgelegt werden und die Bauchhaut mit kurzen, schnellen Bewegungen zum Schwingen gebracht werden. Das erzeugte Geräusch ist bei einem positiven Befund dasselbe wie im vorherigen Prozess. Das epigastrische Plätschern ist in der Regel mit einem

Leere-*shō* verbunden und typisch für die Anwendung von Rezepturen wie *rikkunshi tō*, *hange kōboku tō*, oder *shō seiryū tō*. Weiterhin wird epigastrisches Plätschern dem Symptomkomplex *suidoku* zugeordnet.

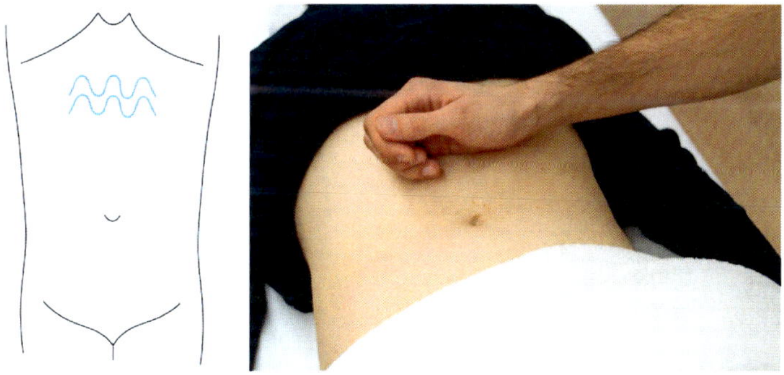

Abbildung 19: Epigastrisches Plätschern und Palpationstechnik

Frage 10: Was steckt in einer Kampō-Rezeptur?

Als Kampō-Drogen werden heute fast ausschließlich Pflanzen und Mineralien verwendet. Obwohl früher auch tierische Produkte wie Hörner oder Chitinpanzer von Insekten verwendet wurden, wird mit Ausnahme von Gelatina Nigra, welche aus Eselhaut gewonnen wird und in einer kleinen Zahl von Rezepturen enthalten ist, auf tierische Produkte verzichtet. Als pflanzliche Bestandteile kommen vor allem Früchte/Kerne, Wurzeln und Rinde zum Einsatz. Blüten oder Blätter, wie sie in der europäischen Phytotherapie häufig genutzt werden, spielen eher eine untergeordnete Rolle.

Obwohl die japanischen Namen der Rezepturen teilweise komplex sind und etwas befremdlich klingen mögen, ist es durchaus lohnenswert, sich mit ihrer Terminologie zu beschäftigen. So stellt man schnell fest, dass die Namen eine bestimmte Struktur zeigen und wichtige Informationen über den Indikationsbereich oder die enthaltenen Einzeldrogen geben können. Diesbezüglich empfehle ich auch die deutschen Übersetzungen von Dr. med. Ulrich Eberhard in seinem Buch *Leitfaden Kampō-Medizin*, welche die Besonderheiten und Informationen der japanischen Namen auch ohne Japanischkenntnisse zugänglich machen.

Tabelle 3: Zusammensetzung der Rezepturnamen

Japanische Bezeichnung	Japanische Schriftzeichen	Deutsche Übersetzung	Beispiel
tō	湯	Dekokt	*keishi* ***tō*** 桂枝**湯**
san	散	Pulver	*gorei* ***san*** 五苓**散**
gan	丸	Pille	*mashinin* ***gan*** 麻子仁**丸**
in	飲	Getränk	*bukuryō* ***in*** 茯苓**飲**
ka	加	und, mit	*keishi* ***ka*** *ryūkotsu borei tō* 桂枝**加**竜骨牡蠣湯

Die japanischen Namen der Kampō-Rezepturen setzen sich im Wesentlichen aus zwei Hauptbestandteilen zusammen. Zum einen finden sich Begriffe, welche die Form der Einnahme beschreiben und in der Regel am Ende des Rezepturnamen stehen wie *gan, san und tō*. So steht beispielsweise die japanische Bezeichnung *san* 散 für Pulver und weist darauf hin, dass die einzelnen Bestandteile der Rezeptur zu einem feinen Pulver verarbeitet wurden. Zum anderen gibt es rezepturspezifische Begriffe, die unter anderem auf die enthaltenen Einzeldrogen hinweisen (z. B. *maō tō*, zu dt. Ephedra-Dekokt; *keishi ka shakuyaku daiō tō*, zu dt. Zimt-Peonie-Rhabarber-Dekokt) oder Informationen über die Wirkung bzw. den Einsatzbereich liefern.

Die heutige Kampō-Medizin verwendet eine Sammlung von Rezepturen, die sich über mehrere Jahrhunderte bewährt haben. Diese setzen sich in der Regel aus zwei bis neun Einzeldrogen zusammen. Theoretische Grundlage für die Zusammensetzung der Rezepturen sind bis heute in der Mehrzahl der Fälle das *Shōkanron* und *Kinkiyōryaku*, zwei Werke der chinesischen Medizin. Hinzukommen einzelne Rezepturen, die von Kampō-Ärzten neu entwickelt wurden, und die Rezepturen der *gosei ha*, welche auf die chinesische Medizin der Jin- und Yuan-Dynastie zurückzuführen sind. Insbesondere die Rezepturen der *gosei ha* fallen durch ihre große Anzahl an Einzeldrogen auf. Diese Rezepturen entfalten ihre Wirkung in der Regel über einen längeren Zeitraum und eignen sich besonders für einen langfristigen Einsatz und die Therapie chronischer Probleme. Um zu verdeutlichen, wie sehr die Komplexität der Rezepturen bzw. der Umfang der verwendeten Einzeldrogen variieren kann, sind in Tabelle 4 die Rezepturen *keigai rengyo tō* und *kikyo tō* gegenüber gestellt.

Tabelle 4: Vergleich der Rezepturen *keigai rengyo tō* und *kikyo tō*

***keigai rengyo tō* 荊芥連翹湯**		***kikyo tō* 桔梗湯**	
Name (Latein)	**Dosierung in Gramm**	**Name (Latein)**	**Dosierung in Gramm**
Bupleuri Radix	2,0	Glycyrrhizae Radix	3,0
Platycodi Radix	2,0	Platycodi Radix	2,0
Angelicae dahuricae Radix	2,0		
Angelicae Radix	1,5		
Cnidii Rhizoma	1,5		
Paeoniae Radix	1,5		
Rhemanniae Radix	1,5		
Coptidis Rhizoma	1,5		
Scutellariae Radix	1,5		
Phellodendri Cortex	1,5		
Gardeniae Fructus	1,5		
Shizonepetae Herba	1,5		
Forsythiae Fructus	1,5		
Ledebouriellae Radix	1,5		
Menthae Herba	1,5		
Aurantii immaturus Fructus	1,5		
Glycyrrhizae Radix	1,5		

Da die qualitativ hochwertigen Einzeldrogen außerhalb Japans teuer und schwer zu beziehen sind, werden von einigen Kampō-Therapeuten chinesische Kräuter verwendet. Dies rechtfertigen die Anwender im Wesentlichen damit, dass der Großteil aller in Japan verwendeten Einzeldrogen aus China importiert wird. Es stammen jedoch *nicht alle* Einzeldrogen aus China und gerade sehr häufig verwendete Einzeldrogen wie Angelica Radix, Cnidii Rhizoma, Bupleurum Radix etc. werden heute in Japan angebaut und unterscheiden sich in Qualität und Zusammensetzung von ihrem chinesischen Pendant. Darüber hinaus durchlaufen die von China nach Japan importieren Einzeldrogen mehrere strenge Auswahlverfahren, wobei nicht nur die qualitativ hochwertigsten Einzeldrogen für die weitere Verarbeitung genutzt werden, sondern spezielle Schnittverfahren angewendet werden, durch die die wirksamen Bestandteile der Rohdroge herausgetrennt werden. Insgesamt werden ca. 20 % der aus China importierten Kampō-Drogen während dieses Selektions- und Verarbeitungsprozesses verworfen. Generell sollte bedacht werden, dass sich Kampō letztlich nicht nur durch seine theoretischen Konzepte von der TCM unterscheidet, sondern auch durch die Verarbeitung und Auswahl der verwendeten Einzeldrogen. Verwendet man also chinesische Kräuter, vernachlässigt man eine der beiden entscheidenden Charakteristika der Kampō-Medizin. Um die Unterschiede in der Qualität der Einzeldrogen zu verdeutlichen, zeigt die Abbildung 20 Pfefferminze in drei unterschiedlichen Qualitätsstandards: Japanische Qualität (c), gute (b) und schlechte chinesische Qualität (a). Insbesondere bei der japanischen Qualität fällt der feine Schnitt auf.

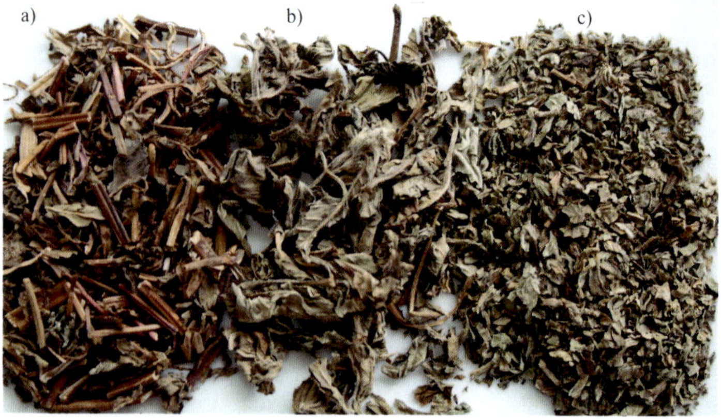

Abbildung 20: Qualität chinesischer und japanischer Einzeldrogen

Frage 11: Wie werden Kampō-Rezepturen eingenommen?

Kampō-Rezepturen wurden traditionell als Pille (jap. *gan* 丸), Pulver (jap. *san* 散) und Dekokt (jap. *tō* 湯) verabreicht. Neuere Darreichungsformen sind Granulate, Tabletten und Kapseln, welche aus dem klassischen Dekokt hergestellt werden, sich jedoch durch eine längere Haltbarkeit und leichtere Handhabung auszeichnen. Von diesen verschiedenen Möglichkeiten werden heute das Dekokt und das Granulat am häufigsten verwendet. Für die Darreichung gilt, dass Kampō-Rezepturen in der Regel zu drei Portionen über den Tag verteilt ca. 30 Minuten vor den Mahlzeiten und mit einem ausreichenden Abstand zu anderen Medikamenten eingenommen werden. Patienten mit einem sehr empfindlichen Magen können die Rezepturen auch nach den Mahlzeiten einnehmen. Weiterhin muss darauf geachtet werden, dass Rezepturen mit „aktivierenden" Einzeldrogen wie Ginsengwurzel (jap. *ninjin*), Meerträubel (jap. *maō*) oder Eisenhut (jap. *bushi*) in einem genügend großen Abstand vor dem Zubettgehen eingenommen werden, da sie unter Umständen zu Schlafstörungen führen können. Im Folgenden werden die verschiedenen Darreichungsformen näher erläutert. Der Übersichtlichkeit halber wurden die Vor- und Nachteile der einzelnen Darreichungsformen abschließend tabellarisch einander gegenübergestellt.

Dekokt 湯

Zur Herstellung eines Dekokts werden die getrockneten Einzelbestandteile der Rezeptur in 600–700 ml Wasser gegeben und unter gleichmäßiger Hitzezufuhr ca. 20–40 Minuten bei kleiner Flamme gekocht, bis sich die Wassermenge etwa um die Hälfte reduziert hat. Das Dekokt wird jeden Tag frisch zubereitet. Die benötigte Tagesmenge an getrockneten Einzelbestandteilen wird in der Regel von der Apotheke einzeln verpackt. Das Aufwärmen oder Trinken über mehrere Tage sollte ebenso wie die Zubereitung des Dekokts in einem Eisentopf[32] vermieden

[32] Bei einigen Rezepturen kann es zu unerwünschten Reaktionen zwischen dem Eisen und Bestandteilen der Rezeptur kommen.

werden. Nach dem Kochen wird das Dekokt durch ein feines Sieb in einen Behälter zur Aufbewahrung gegossen. Bis auf einige Ausnahmen wird das Dekokt warm zu drei Portionen à 100 ml über den Tag verteilt ca. 30 Minuten vor dem Essen getrunken. Vom Süßen oder anderen Geschmacksmodifikationen des Dekokts sollte dabei abgesehen werden, da auch der Geschmack des Dekokts ein Teil seiner Wirkkomponente ist.[33] Trotz des im Vergleich zu den anderen Darreichungsformen höheren Preises und seiner aufwändigen Herstellung sollte stets das Dekokt verwendet werden, da es durch seine hohe Wirkstoffkonzentration, dem intensiven Duft und Geschmack allen anderen Darreichungsformen vorzuziehen ist.

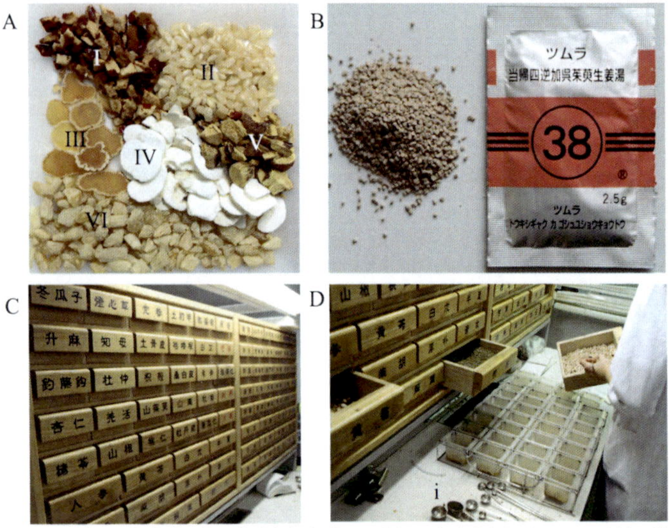

A: Kräutermischungen für die Herstellung des Dekokts der Rezeptur ***bakumondo tō***, die bei trockenem, unproduktiver Husten mit zähem Auswurf verwendet wird (I: Fructus Jujubae, II: Oryzae Semen, III: Radix Ginseng, IV: Tuber Pinelliae, V: Radix Glycyrrhizae, VI: Radix Ophiopogonis). B: Granulat (jap. *ekisu*) der Rezeptur ***toki shigyaku ka goshuyu shokyo tō*** hergestellt von der Firma Tsumura; Anwedung: Kältempfindlichkeit, kalte Extremitäten, Kopf-/Muskel- und Gelenkschmerzen, periphere Durchblutungsstörungen, Reizbarkeit. C: Arzneimittelschrank im Oriental Medicine Research Center der Kitasato-Universität, Tokyo. D: Eine Mitarbeiterin stellt die Einzeldrogen einer Rezeptur zusammen, wobei sich spezielle Portionierungslöffel nutzt (i).

Abbildung 21: Darreichungsformen von Kampō-Rezepturen[34]

---

[33] Teilweise berichten die Patienten, dass sich ihr Geschmacksempfinden bezüglich der Rezeptur im Laufe der Therapie verändert. Der zu Beginn vielleicht etwas strenge oder unangenehme Geschmack wird dabei zunehmend als angenehm empfunden.

[34] vgl. Abb. 1 in Ahrens 2017

Pille 丸

Pillen waren bis zur Entwicklung der Granulate eine leicht aufzubewahrende und einfach einzunehmende Alternative zum klassischen Dekokt. Heute kommen sie allerdings nur noch selten zum Einsatz. Ein wesentlicher Vorteil der Pille ist allerdings, dass ihre Bestandteile erst relativ spät im Verdauungstrakt freigesetzt und absorbiert werden, wodurch Unverträglichkeiten wie Magenschmerzen oder Völlegefühl im oberen Verdauungstrakt reduziert werden. Aus diesem Grund werden auch heute noch in einigen Fällen Pillen als Darreichungsform verschrieben (z. B. *hachimi gan*, *keishi bukuryō gan*). Pillen werden hergestellt, indem die Einzelbestandteile der Rezeptur erst fein gemahlen und dann mit Honig zu kleinen Kügelchen geformt werden. Wie das Pulver wurde auch die Pille mittlerweile durch die Granulate als moderne Darreichungsform verdrängt.

Pulver 散

Das Pulver ist wie die Pille eine Alternative zur klassischen Darreichungsform des Dekoktes, der eine im Vergleich schnellere und stärkere Wirkung zugeschrieben wird. Zur Herstellung werden die Einzeldrogen der Rezeptur fein gemahlen. Das Pulver wird direkt mit etwas Wasser eingenommen. Früher wurden vor allem Rezepturen als Pulver eingenommen, die fettlösliche und hitzeempfindliche Wirkbestandteile enthalten und sich deshalb zum Erhitzen in Wasser weniger gut eignen. Auch heute werden beispielsweise *gorei san* und *tōki shakuyaku san* gelegentlich als Pulver eingenommen, wobei man insbesondere auf die stärkere und schneller einsetzende Wirkung abzielt.

Granula エキス

Basis für die Herstellung der Granulate (jap. *ekisu*) ist das Dekokt, wobei die Einzeldrogen zunächst zusammen in Wasser (und Alkohol) gekocht werden. Das Dekokt wird anschließend durch Destillation in ein Konzentrat überführt, was dann in einem speziellen Verfahren zu Granulaten weiterverarbeitet wird. Diese sind lange haltbar, leicht zu lagern und günstiger als das frische Dekokt. Für die Einnahme muss nur die vorverpackte Menge Granulat mit etwas heißem Wasser übergossen werden. Nachteile sind, dass zur Herstellung Stoffe wie Laktose hinzugegeben werden. Mögliche Unverträglichkeiten beim Patienten sollten daher berücksichtigt werden. Darüber hinaus muss beachtet werden, dass keine Abänderung der Dosierung der enthaltenen Einzeldrogen möglich ist.

Obwohl Untersuchungen belegen, dass die chemische Zusammensetzung der Granulate dem des Dekokts entspricht, unterscheidet es sich subjektiv teilweise deutlich bezüglich Farbe, Geschmack und Geruch vom frisch zubereiteten Dekokt. Wir bereits erwähnt, sind auch diese sinnlichen Aspekte Teil des therapeutischen Effekts, weshalb nicht leichtfertig auf das Granulat als Darreichungsform zurückgegriffen werden sollte. Aufgrund der hohen Praktikabilität machen standardisierte Extraktprodukte wie das Granulat heute mit einem Marktanteil von 95 % den Großteil der Verschreibungen auf dem japanischen Kampō-Markt aus.[35]

Alkoholischer Auszug

Leider sind die erwähnten Granulate als günstige und haltbare Alternative zum Dekot aktuell in Deutschland nicht verfügbar. Über die Kronen Apotheke in Wuppertal können jedoch alkoholische Auszüge der Rezepturen als haltbare Alternative bezogen werden. Bei diesen alkoholischen Auszügen handelt es sich um eine vom Betreiber der Apotheke eigens entwickelte Darreichungsform. Die Vorteile der alkoholischen Auszüge im Gegensatz zum Dekokt sind, dass sie wie die Granulate länger haltbar, einfacher einzunehmen[36] und preislich günstiger sind. Für ihre Herstellung werden ebenfalls die qualitativ hochwertigen Einzeldrogen aus Japan genutzt, welche zunächst einzeln in Alkohol eingelegt werden, wodurch sich die Inhaltsstoffe im Alkohol lösen. Anschließend werden die alkoholischen Auszüge der Einzeldrogen den Rezepturen entsprechend miteinander gemischt. Die einzelnen Bestandteile der Rezeptur lassen sich somit wie beim Dekokt variieren, was ein großer Vorteil gegenüber den japanischen Granulaten ist. Die entscheidende Frage ist jedoch, inwieweit sich die wirksamen Bestandteile des alkoholischen Auszugs vom Dekokt unterscheiden. Leider gibt es bis jetzt keine Studien über die Wirksamkeit dieser Darreichungsform. Darüber hinaus sind Geschmack sowie Geruch der Rezeptur verändert und

---

[35] vgl. Mooto et al. 2014

[36] Einige Tropfen des alkoholischen Auszugs werden in Wasser aufgelöst getrunken.

der enthaltene Alkohol stellt in einigen Fällen eine Kontraindikation dar. Zwar können auch wässrige Lösungen hergestellt werden, diese haben jedoch eine kürzere Haltbarkeit. Tabelle 5 fasst die verschiedenen Einnahmemöglichkeiten noch einmal vergleichend zusammen. Pille und Pulver spielen als Darreichungsform heute kaum eine Rolle, weshalb sie nicht in die Tabelle aufgenommen wurden.

Tabelle 5: Vergleich der verschiedenen Einnahmemöglichkeiten

	Vorteile	**Nachteile**
Dekokt	– Hoher Wirkstoffgehalt – Intensiver Geschmack und Duft – Herstellung ist Teil der Therapie	– Sollte 24 h nach Herstellung aufgebraucht sein – Qualität ist abhängig von der Art der Zubereitung (Wassermenge, Zeit, Temperatur etc.) – Aufwändige Herstellung reduziert Bereitschaft des Patienten zur Einnahme
Alkoholischer Auszug	– Enthält qualitativ hochwertige Einzeldrogen aus Japan – Günstigerer Preis im Vergleich zum Dekokt	– Kaum Erfahrung bzgl. der Anwendung – Enthält Alkohol – Geschmack und Geruch weichen stark von dem des Dekokts ab
Granulat	– Leicht einzunehmen – Günstigerer Preis im Vergleich zum Dekokt	– Keine Möglichkeit, Rezepturen anzupassen – Geschmack und Geruch weichen stark von dem des Dekokts ab

Frage 12: Welche Beschwerden können mit Kampō-Rezepturen behandelt werden?

Kampō-Rezepturen werden traditionell für vielfältige akute und chronische Beschwerden eingesetzt. Erkrankungen des Magen-Darm-Traktes, der weiblichen Geschlechtsorgane, Beschwerden des geriatrischen Patienten, aber auch Hauterkrankungen oder Erkrankungen der Atemwege sind nur einige Beispiele für mögliche Anwendungsbereiche.

Vor der Entwicklung von Impfstoffen und Antibiotika spielte die Kampō-Medizin außerdem eine wichtige Rolle in der Therapie von Infektionskrankheiten. Mit dem Import des europäischen Medizinsystems im 19. und 20. Jahrhundert verlor diese Indikation für die Kampō-Medizin jedoch zunehmend an Bedeutung, da akute/infektiöse Krankheitsbilder durch die effizienten Möglichkeiten der naturwissenschaftlich orientierten Medizin besser zu therapieren waren. Dafür rückten chronische Beschwerden, die im Laufe des 20. Jahrhunderts mit der steigenden Lebenserwartung immer häufiger wurden und die gleichzeitig durch die therapeutischen Möglichkeiten der naturwissenschaftlich orientierten Medizin eher unzureichend handhabbar waren, zunehmend in den Vordergrund.

Diese Verlagerung des Therapieschwerpunkts der Kampō-Medizin war deshalb möglich, weil die Rezepturen in den meisten Fällen sowohl chronische als auch akute Zustände therapieren können. Für die Rezepturauswahl in der Kampō-Medizin sind letztlich ohnehin die Symptome an sich entscheidend. Die Frage, ob es sich um ein akutes oder chronisches Krankheitsgeschehen handelt, ist hingegen eher zweitrangig. Diese Flexibilität sicherte der Kampō-Medizin ihren Fortbestand trotz der aufkommenden Konkurrenz durch die naturwissenschaftlich orientierte Medizin im 20. Jahrhundert. Diese Entwicklung im 19. und 20. Jahrhundert liefert außerdem eine Erklärung dafür, warum die Therapie chronischer und funktioneller Beschwerden sowie die Prävention von Erkrankungen heutzutage wesentliche Therapieschwerpunkte der Kampō-Medizin sind.

Ein Beispiel für die Verlagerung des Therapieschwerpunkts liefert die Verwendung der Rezeptur *daiō botanpi tō*. Ursprünglich wurde *daiō botanpi tō* bei akuten, infektiösen Prozessen wie einer Blinddarmentzündung eingesetzt. Im Zuge der Entwicklung von Antibiotika und besserer chirurgischer Verfahren rückten diese Indikationen jedoch in den Hintergrund, weshalb *daiō botanpi tō* heute vorwiegend bei gynäkologischen Beschwerden verwendet wird, die mit Schmerzen und Völlegefühl im Unterbauch sowie Verstopfung einhergehen.

Auch wenn Kampō-Rezepturen heutzutage vermehrt bei chronischen Erkrankungen zum Einsatz kommen, gibt es auch im 21. Jahrhundert immer noch gute Gründe, warum Kampō in der Therapie von Infektionskrankheiten eingesetzt wird. So können Kampō-Rezepturen die Genesung bei einem grippalen Infekt beschleunigen und die Krankheitsdauer reduzieren. Darüber hinaus ist es möglich, sie mit Antibiotika bei der Therapie bakterieller Infekte zu kombinieren, um beispielsweise Nebenwirkungen der konventionellen Therapie zu lindern oder die Effektivität der Therapie zu steigern.

Kampō-Rezepturen werden traditionellerweise ausgehend von den für sie charakteristischen Symptomen verordnet. Mit welchem Krankheitsbild der naturwissenschaftlich orientierten Medizin diese Symptome in Zusammenhang stehen, ist dabei nicht wichtig. Da in den letzten Jahren jedoch zunehmend Evidenzen für den Einsatz bei bestimmten Diagnosen der naturwissenschaftlich orientierten Medizin erbracht wurden, spielt auch dieses Wissen mittlerweile eine wichtige Rolle für die Auswahl von Rezepturen. Vor allem Ärzte, die keine spezielle Ausbildung im Bereich der Kampō-Medizin erhalten haben und nur einzelne Rezepturen verwenden, stützen sich sehr häufig auf diese Evidenzen. Ein populäres Beispiel in diesem Zusammenhang ist die Rezeptur *dai kenchū tō*, da es mittlerweile verschiedene Evidenzen gibt, die ihren Einsatz zur Prävention eines postoperativen Darmverschlusses befürworten.

Evidenzen allein decken allerdings nur einen kleinen Teil des meist sehr großen Indikationsspektrums einer Rezeptur ab. So kommen bei *einer* Diagnose der naturwissenschaftlich orientierten Medizin meist *viele* verschiedene Rezepturen in Frage. So können bei einem grippalen Infekt Rezepturen wie *kakkon tō*, *keishi tō*, *shinbu tō*, *maō bushi saishin tō*, *shō saiko tō* oder *gorei san* (je nach Symptomen) angewendet werden. Beispiele dafür, in welchen medizinischen Fachbereichen welche Kampō-Rezepturen gehäuft verwendet werden, sind in der Tabelle 6 dargestellt.

Es lässt sich also festhalten, dass Kampō-Rezepturen für eine Vielzahl verschiedenster chronischer/akuter Symptome verwendet werden können. Schwerpunkte sind dabei Erkrankungen des Magen-Darm-Traktes, der weiblichen Geschlechtsorgane und des Immunsystems. Außerdem kann Kampō vor allem dann helfen, wenn mehrere Beschwerden gleichzeitig auftreten oder funktionelle Ursachen haben.

Tabelle 6: Anwendungsbereiche von Kampō-Rezepturen

Fachbereich	Name der Rezeptur	Anwendung
Gastro-enterologie	*rikkunshi tō*	Sodbrennen, Magenschleimhaut-entzündung
	dai kenchū tō	Verstopfung, postoperativer Darmverschluss
	hange shashin tō	Reizdarm, Durchfall, Sodbrennen
	ōren gedoku tō	Magenschleimhautentzündung
	shinbu tō	Durchfall und Kälteempfinden
	keishi ka shakuyaku tō	Reizdarm, Bauchschmerzen, Durchfall
Gynäkologie	*keishi bukuryō gan*	Prämenstruelles Syndrom, schmerzhafte Regelblutung
	kami shōyō san	Wechseljahrsbeschwerden
	tōki shigyaku san	schmerzhafte Regelblutung, Unfruchtbarkeit/Fehlgeburten
Dermatologie	*keishi bukuryō gan*	Akne
	jūmi haidoku tō	Juckreiz, Urtikaria
	saiko seikan tō	Neurodermitis
Orthopädie	*bōi ōgi tō*	Kniegelenksarthrose
	yokuinin tō	Gelenkschmerzen
	hachimi gan	Schmerzen im Bereich des unteren Rückens
Pneumologie	*bakumondō tō*	Trockener Husten nach grippalem Infekt
	shō seiryū tō	(Pollen-) Allergie
	seihai tō	COPD
Geriatrie	*chōtō san*	Bluthochdruck, morgendlicher Kopfschmerz
	hachimi gan	Vielfältige Beschwerden im Alter
Neurologie	*gosha jinki gan*	Diabetische Polyneuropathie
	goshuyu tō	Migräne
	gorei san	Schwindel, Nervenschmerzen
	kakkon tō	Spannungskopfschmerz
Psychosomatik	*kōso san*	Magenschmerzen
	hange kōboku tō	Kloßgefühl im Hals, abdominelles Völlegefühl
	keishi ka ryūkotsu borei tō	Nervosität, *nobose*
	saiko ka ryūkotsu borei tō	Spannungskopfschmerz, thorakales Beklemmungsgefühl

Fachbereich	Name der Rezeptur	Anwendung
Onkologie	*hange shashin tō*	Durchfälle bei Chemotherapie mit Irinotecan
	hochū ekki tō	Müdigkeit, verbessert Lebensqualität und Immunkompetenz
	jūzen taiho tō	verbessert Wundheilung, hemmt Tumorprogression

Frage 13: Was sind häufig genutzte Kampō-Rezepturen?

In diesem Kapitel werden 30 häufig genutzte Kampō-Rezepturen und der Umgang mit ihnen vorgestellt. Zu diesem Zweck findet sich im Folgenden für jede der Rezepturen eine tabellarische Zusammenfassung ihres *shō*, also der für sie charakteristischen Befunde, und der durch sie therapierbaren Beschwerden.

Um den Umgang mit der tabellarischen Darstellung zu vereinfachen, zeigt die Abbildung 22 am Beispiel der Rezeptur *bakumondō tō*, welche Informationen der tabellarischen Darstellung im Einzelnen zu entnehmen sind.

<table>
<tr><td colspan="5">1 bakumondō tō 麦門冬湯</td></tr>
<tr><td>2
shō 証</td><td colspan="3">Trockener, unproduktiver Husten • zäher Auswurf • trockene Haut und Schleimhäute • trockener Mund- und Rachenbereich • verlängerte Rekonvaleszenz nach grippalem Infekt • Appetitlosigkeit</td><td>3
F ○ • • L</td></tr>
<tr><td>Zunge</td><td colspan="4">trockener Zungenbelag</td></tr>
<tr><td>Puls</td><td colspan="4">schwach</td></tr>
<tr><td>Bauch</td><td colspan="4">4
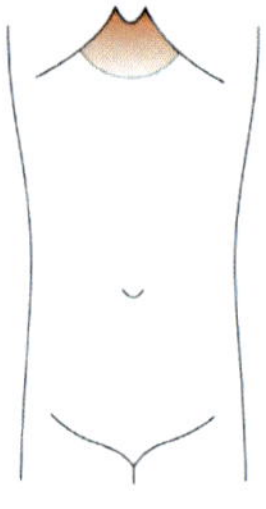
BDS: K ○ ○ • S</td></tr>
<tr><td rowspan="8">ED</td><td rowspan="2">5 Name (Latein)</td><td colspan="2">Name (Japanisch)</td><td rowspan="2">Dosierung in Gramm (g)</td></tr>
<tr><td>Kanji</td><td>Lesung</td></tr>
<tr><td>Ophiopogonis Radix</td><td>麦門冬</td><td>bakumondō</td><td>10,0</td></tr>
<tr><td>Pinelliae Tuber</td><td>半夏</td><td>hange</td><td>5,0</td></tr>
<tr><td>Oryzae Semen</td><td>粳米</td><td>kōbei</td><td>5,0</td></tr>
<tr><td>Jujubae Fructus</td><td>大棗</td><td>taisō</td><td>3,0</td></tr>
<tr><td>Glycyrrhizae Radix</td><td>甘草</td><td>kanzō</td><td>2,0</td></tr>
<tr><td>Ginseng Radix</td><td>人参</td><td>ninjin</td><td>2,0</td></tr>
<tr><td></td><td colspan="4">Leere-shō 6</td></tr>
</table>

Anmerkungen

7

1. Bakumondō tō eignet sich für die integrative Therapie von chronischen Atemwegserkrankungen wie Asthma oder COPD.
2. Die Rezeptur kann auch im Rahmen von prolongierten Atemwegsinfekten bzw. in der Rekonvaleszenzphase eines akuten grippalen Infekts mit trockenem anhaltendem Husten eingesetzt werden.

1. Name der Rezeptur
2. Zu therapierende Symptome
3. Zuordnung zu den Leitkriterien Leere (L) und Fülle (F)
4. Typische diagnostische Befunde der Puls-, Zungen- und Bauchdiagnostik, (BDS=Bauchdeckenspannung)
5. Enthaltene Einzeldrogen
6. Wichtige Symptomkomplexe
7. Weitere Anmerkungen zur Verwendung

Abbildung 22: Tabellarische Darstellung der Rezepturen

<table>
<tr><th colspan="5">bakumondō tō 麦門冬湯</th></tr>
<tr><td>shō 証</td><td colspan="3">Trockener, unproduktiver Husten ● zäher Auswurf ● trockene Haut und Schleimhäute ● trockener Mund- und Rachenbereich ● verlängerte Rekonvaleszenz nach grippalem Infekt ● Appetitlosigkeit</td><td>F ○ ● ● L</td></tr>
<tr><td>Zunge</td><td colspan="4">trockener Zungenbelag</td></tr>
<tr><td>Puls</td><td colspan="4">schwach</td></tr>
<tr><td>Bauch</td><td colspan="4">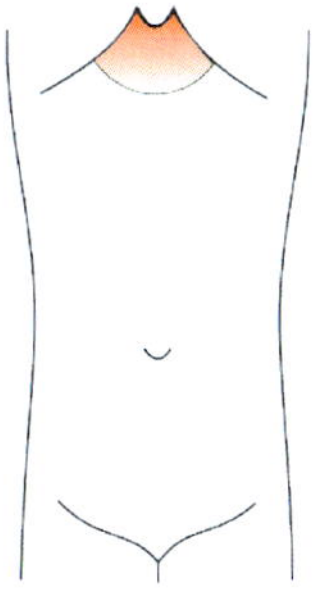
BDS: K ○ ○ ● S</td></tr>
<tr><td rowspan="8">ED</td><td rowspan="2">Name (Latein)</td><td colspan="2">Name (Japanisch)</td><td rowspan="2">Dosierung in Gramm (g)</td></tr>
<tr><td>Kanji</td><td>Lesung</td></tr>
<tr><td>Ophiopogonis Radix</td><td>麦門冬</td><td>bakumondō</td><td>10,0</td></tr>
<tr><td>Pinelliae Tuber</td><td>半夏</td><td>hange</td><td>5,0</td></tr>
<tr><td>Oryzae Semen</td><td>粳米</td><td>kōbei</td><td>5,0</td></tr>
<tr><td>Jujubae Fructus</td><td>大棗</td><td>taisō</td><td>3,0</td></tr>
<tr><td>Glycyrrhizae Radix</td><td>甘草</td><td>kanzō</td><td>2,0</td></tr>
<tr><td>Ginseng Radix</td><td>人参</td><td>ninjin</td><td>2,0</td></tr>
<tr><td>SK</td><td colspan="4">Leere-shō</td></tr>
</table>

Anmerkungen

1. *Bakumondō tō* eignet sich für die integrative Therapie von chronischen Atemwegserkrankungen wie Asthma oder COPD.
2. Die Rezeptur kann auch im Rahmen von prolongierten Atemwegsinfekten bzw. in der Rekonvaleszenzphase eines akuten grippalen Infekts mit trockenem anhaltendem Husten eingesetzt werden.

<table>
<tr><th colspan="6">bōi ōgi tō 防已黄耆湯</th></tr>
<tr><td>shō 証</td><td colspan="4">Gelenkschmerzen (v. a. Knie) ● Übergewicht ● verstärktes Schwitzen ● Durst ● Ödeme und körperliches Schweregefühl (v. a. untere Extremität) ● Müdigkeit, körperliche Schwäche ● blasses Gesicht</td><td>F ○ ● ● L</td></tr>
<tr><td>Zunge</td><td colspan="5">Zungenkörper ist blass und geschwollen (Zahneindrücke), Zungenbelag ist dünn und weiß</td></tr>
<tr><td>Puls</td><td colspan="5">oberflächlich und schwach</td></tr>
<tr><td>Bauch</td><td colspan="5">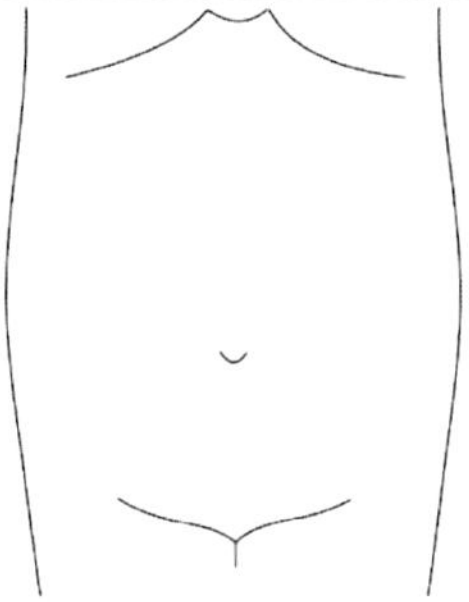
BDS: K ○ ● ● S</td></tr>
<tr><td rowspan="8">ED</td><td rowspan="2" colspan="2">Name (Latein)</td><td colspan="2">Name (Japanisch)</td><td rowspan="2">Dosierung in Gramm (g)</td></tr>
<tr><td>Kanji</td><td>Lesung</td></tr>
<tr><td colspan="2">Sinomeni Caulis</td><td>防已</td><td>bōi</td><td>5,0</td></tr>
<tr><td colspan="2">Astragali Radix</td><td>黄耆</td><td>ōgi</td><td>5,0</td></tr>
<tr><td colspan="2">Atractylodis lanceae Rhizoma</td><td>蒼朮</td><td>sōjutsu</td><td>3,0</td></tr>
<tr><td colspan="2">Jujubae Fructus</td><td>大棗</td><td>taisō</td><td>3,0</td></tr>
<tr><td colspan="2">Glycyrrhizae Radix</td><td>甘草</td><td>kanzō</td><td>1,5</td></tr>
<tr><td colspan="2">Zingiberis viridis Rhizoma</td><td>生姜</td><td>shōkyō</td><td>0,5</td></tr>
<tr><td>SK</td><td colspan="5">suidoku ● Intermedio- bis Leere-shō</td></tr>
</table>

Anmerkungen

1. Das Abdomen ist adipös, weich und ohne weitere spezifische Befunde.
2. Die klassische Indikation für *bōi ōgi tō* sind Knieschmerzen in Verbindung mit Fettleibigkeit und einer Neigung zu Ödembildung.
3. Die Ödeme sind vorrangig an den unteren Extremitäten lokalisiert und werden von Schwäche- und Schweregefühl begleitet. Die Muskulatur ist insgesamt schwach ausgebildet, weich und wirkt aufgedunsen.

<table>
<tr><th colspan="6">chōtō san 釣藤散</th></tr>
<tr><td>shō 証</td><td colspan="4">Frühmorgendliche Kopfschmerzen ● Bluthochdruck ● Gesichtsröte ● Verspannte Schultern ● Tinnitus ● Blutdruckschwankungen ● Reizbarkeit ● Appetitlosigkeit ● Schlafstörungen ● empfindlicher Magen-Darm-Trakt</td><td>F ○ ● ● L</td></tr>
<tr><td>Zunge</td><td colspan="5">roter Zungenkörper mit weißem Belag</td></tr>
<tr><td>Puls</td><td colspan="5">schnell, sehnenartig</td></tr>
<tr><td>Bauch</td><td colspan="5">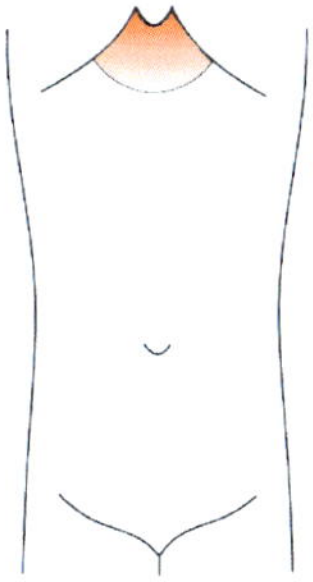
BDS: K ○ ○ ● S</td></tr>
<tr><td rowspan="13">ED</td><td rowspan="2">Name (Latein)</td><td colspan="2">Name (Japanisch)</td><td rowspan="2" colspan="2">Dosierung in Gramm (g)</td></tr>
<tr><td>Kanji</td><td>Lesung</td></tr>
<tr><td>Gypsum fibrosum</td><td>石膏</td><td>sekkō</td><td colspan="2">5,0</td></tr>
<tr><td>Uncariae cum unci Ramulus</td><td>釣藤鈎</td><td>chōtōkō</td><td colspan="2">3,0</td></tr>
<tr><td>Aurantii Pericarpium</td><td>陳皮</td><td>chinpi</td><td colspan="2">3,0</td></tr>
<tr><td>Pinelliae Tuber</td><td>半夏</td><td>hange</td><td colspan="2">3,0</td></tr>
<tr><td>Ophiopogonis Radix</td><td>麦門冬</td><td>bakumondō</td><td colspan="2">3,0</td></tr>
<tr><td>Pachyma Hoelen</td><td>茯苓</td><td>bukuryō</td><td colspan="2">3,0</td></tr>
<tr><td>Ledebouriellae Radix</td><td>防風</td><td>bōfū</td><td colspan="2">2,0</td></tr>
<tr><td>Ginseng Radix</td><td>人参</td><td>ninjin</td><td colspan="2">2,0</td></tr>
<tr><td>Crysanthemi Flores</td><td>菊花</td><td>kikuka</td><td colspan="2">2,0</td></tr>
<tr><td>Glycyrrhizae Radix</td><td>甘草</td><td>kanzō</td><td colspan="2">1,0</td></tr>
<tr><td>Zingiberis viridis Rhizoma</td><td>生姜</td><td>shōkyō</td><td colspan="2">0,5</td></tr>
<tr><td>SK</td><td colspan="5">Intermedio- bis Leere-shō ● Leere-Hitze ● kigyaku</td></tr>
</table>

Anmerkungen

1. Der Patient berichtet von Kopfschmerzen, die früh am Morgen auftreten. Parallel kann ein aufsteigendes Hitzegefühl mit Gesichtsrötung bestehen.
2. Der Schlaf ist wenig erholsam, mit nächtlichem Erwachen bis hin zu Schlaflosigkeit.
3. *Chōtō san* wird häufig bei älteren Patienten mit Kopfschmerzen und Bluthochdruck verwendet. Ein Wirkmechanismus ist in diesem Zusammenhang die Verbesserung der Blutzirkulation im Gehirn.

<table>
<tr><th colspan="5">dai jōki tō 大承気湯</th></tr>
<tr><td>shō 証</td><td colspan="3">Verstopfung • abdominelles Völlegefühl • Durst • Übelkeit • Reizbarkeit • Depression • psychische Unruhe • spontanes Schwitzen (v. a. am Kopf) • generelles Hitzegefühl</td><td>F ● ○ ○ L</td></tr>
<tr><td>Zunge</td><td colspan="4">trockener, roter Zungenkörper mit dickem, gelblichweißem Belag</td></tr>
<tr><td>Puls</td><td colspan="4">tiefliegend und kräftig</td></tr>
<tr><td>Bauch</td><td colspan="4">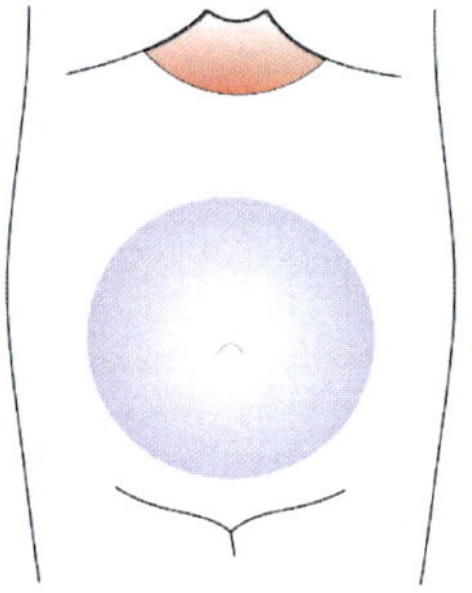
BDS: K ● ○ ○ S</td></tr>
<tr><td rowspan="6">ED</td><td rowspan="2">Name (Latein)</td><td colspan="2">Name (Japanisch)</td><td rowspan="2">Dosierung in Gramm (g)</td></tr>
<tr><td>Kanji</td><td>Lesung</td></tr>
<tr><td>Magnoliae Cortex</td><td>厚朴</td><td>kōboku</td><td>5,0</td></tr>
<tr><td>Aurantii immaturus Fructus</td><td>枳実</td><td>kijitsu</td><td>3,0</td></tr>
<tr><td>Natrium Sulfuricum</td><td>芒硝</td><td>bōshō</td><td>n. B.</td></tr>
<tr><td>Rhei Rhizoma</td><td>大黄</td><td>daiō</td><td>n. B.</td></tr>
<tr><td>SK</td><td colspan="4">Fülle-shō • Innen-Hitze • kitai (abdominell) • Stadium Helles Yang</td></tr>
</table>

Anmerkungen

1. Das „*jōki*" im Namen bedeutet „das *ki* fließen lassen" und weist auf die Funktion der Rezeptur hin, *ki*-Stagnationen aufzulösen, die sich in diesem Fall vor allem abdominell zeigen.
2. Entscheidend für die Auswahl der Rezeptur ist die Trias aus Fülle-Konstitution, innerer Hitze und mentalen Symptomen wie Reizbarkeit oder Depression.

<table>
<tr><th colspan="5">daiō botanpi tō 大黄牡丹皮湯</th></tr>
<tr><td>shō 証</td><td colspan="3">Völlegefühl und Schmerz im unteren Abdomen • Verstopfung • Regelschmerzen</td><td>F • ○ ○ L</td></tr>
<tr><td>Zunge</td><td colspan="4">roter Zungenkörper mit trockenem, weißlich-gelbem Belag</td></tr>
<tr><td>Puls</td><td colspan="4">tief, sehnenartig, kräftig, langsam</td></tr>
<tr><td>Bauch</td><td colspan="4">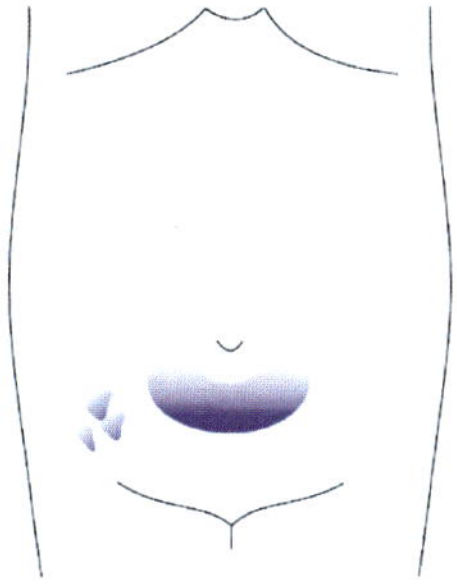
BDS: K • ○ ○ S</td></tr>
<tr><td rowspan="7">ED</td><td rowspan="2">Name (Latein)</td><td colspan="2">Name (Japanisch)</td><td rowspan="2">Dosierung in Gramm (g)</td></tr>
<tr><td>Kanji</td><td>Lesung</td></tr>
<tr><td>Cucurbitae Semen</td><td>冬瓜子</td><td>tōgashi</td><td>6,0</td></tr>
<tr><td>Persicae Semen</td><td>桃仁</td><td>tōnin</td><td>4,0</td></tr>
<tr><td>Moutan Cortex</td><td>牡丹皮</td><td>botanpi</td><td>4,0</td></tr>
<tr><td>Rhei Rhizoma</td><td>大黄</td><td>daiō</td><td>n. B.</td></tr>
<tr><td>Natrium Sulfuricum</td><td>芒硝</td><td>bōshō</td><td>n. B.</td></tr>
<tr><td>SK</td><td colspan="4">Fülle-shō • oketsu</td></tr>
</table>

Anmerkungen

1. Die Hauptbeschwerden sind Schmerzen mit Völlegefühl im unteren Abdomen sowie Verstopfung.
2. Mitunter wird die Verstopfung von Durchfällen unterbrochen.
3. Unterhalb des Nabels ist das Abdomen vorgewölbt und druckschmerzhaft.
4. Die Rezeptur wird heute hauptsächlich bei Regelschmerzen eingesetzt. Ursprünglich wurde *daiō botanpi tō* bei akuten, entzündlichen Prozessen im Magen-Darm-Trakt eingesetzt (z. B. Blinddarmentzündung). Im Zuge der Antibiotikaentwicklung rückten diese Indikationen jedoch zunehmend in den Hintergrund.

<table>
<tr><th colspan="5">*dai kenchū tō* 大建中湯</th></tr>
<tr><td>**shō** 証</td><td colspan="3">Verstopfung • abdominelle Schmerzen • geblähtes Abdomen • Müdigkeit, körperliche Schwäche • verstärkte Empfindlichkeit gegenüber Kälte • Kälte verstärkt und Wärme lindert die Beschwerden</td><td>F ○ ○ • **L**</td></tr>
<tr><td>Zunge</td><td colspan="4">blasser, trockener Zungenkörper mit weißem Belag</td></tr>
<tr><td>Puls</td><td colspan="4">tiefliegend, fadenförmig und schwach</td></tr>
<tr><td>Bauch</td><td colspan="4">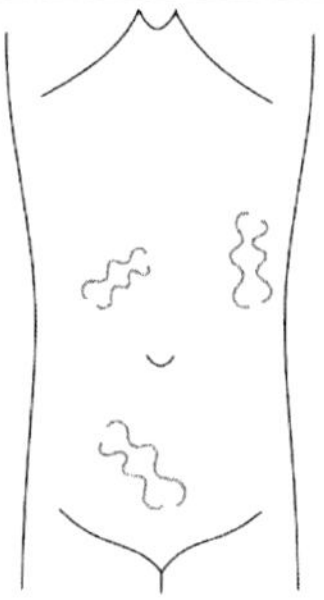
BDS: K ○ ○ • **S**</td></tr>
<tr><td rowspan="6">ED</td><td rowspan="2">**Name (Latein)**</td><td colspan="2">**Name (Japanisch)**</td><td rowspan="2">**Dosierung in Gramm (g)**</td></tr>
<tr><td>**Kanji**</td><td>**Lesung**</td></tr>
<tr><td>Ginseng Radix</td><td>人参</td><td>*ninjin*</td><td>3,0</td></tr>
<tr><td>Zingiberis exsiccatae Rhizoma</td><td>乾姜</td><td>*kankyō*</td><td>3,0</td></tr>
<tr><td>Zanthoxyli Fructus</td><td>山椒</td><td>*sanshō*</td><td>2,0</td></tr>
<tr><td>Saccharum Granorum</td><td>膠飴</td><td>*koi*</td><td>20,0</td></tr>
<tr><td>SK</td><td colspan="4">Leere-*shō* • Kälte-*shō* • Milz-Leere</td></tr>
</table>

Anmerkungen

1. *Dai kenchū tō* wird vorwiegend bei Patienten mit Leere-Konstitution, abdominellen Schmerzen und Verstopfung verwendet. Typischerweise berichten die Patienten zusätzlich von einem generellen Kältegefühl.
2. Verschiedene Studien belegen die Wirksamkeit von *dai kenchū tō* beim postoperativen Darmverschluss.

<table>
<tr><th colspan="5">gorei san 五苓散</th></tr>
<tr><td>shō 証</td><td colspan="3">vermehrtes/leichtes Schwitzen • Mundtrockenheit/Durst • Ödeme • Erbrechen/Übelkeit • Kopfschmerz • Durchfall • Schwindel • Beschwerden nehmen bei regnerischem/ feuchtem Wetter zu • suidoku-Konstitution (s. Anmerkung 3)</td><td>F • • • L</td></tr>
<tr><td>Zunge</td><td colspan="4">Zungenkörper mit Zahnabdrücken und weißem, feuchtem Belag</td></tr>
<tr><td>Puls</td><td colspan="4">oberflächlich, glatt, schwach</td></tr>
<tr><td>Bauch</td><td colspan="4">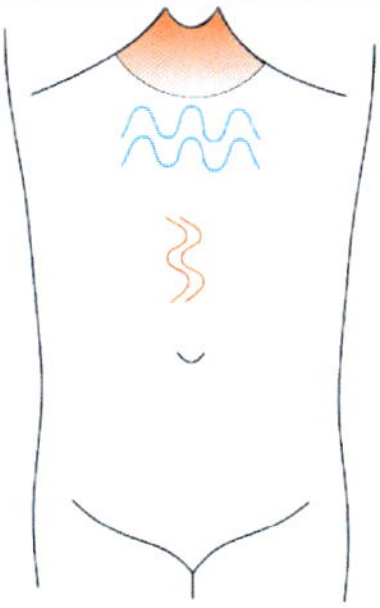
BDS: K • • • S</td></tr>
<tr><td rowspan="7">ED</td><td rowspan="2">Name (Latein)</td><td colspan="2">Name (Japanisch)</td><td rowspan="2">Dosierung in Gramm (g)</td></tr>
<tr><td>Kanji</td><td>Lesung</td></tr>
<tr><td>Alismatis Rhizoma</td><td>沢瀉</td><td>takusha</td><td>6,0</td></tr>
<tr><td>Polyporus</td><td>猪苓</td><td>chōrei</td><td>4,5</td></tr>
<tr><td>Pachyma Hoelen</td><td>茯苓</td><td>bukuryō</td><td>4,5</td></tr>
<tr><td>Atractylodis ovatae Rhizoma</td><td>白朮</td><td>byakujutsu</td><td>4,5</td></tr>
<tr><td>Cinnamomi Cortex</td><td>桂皮</td><td>keihi</td><td>3,0</td></tr>
<tr><td>SK</td><td colspan="4">suidoku • kigyaku</td></tr>
</table>

Anmerkungen

1. *Gorei san* kann bei einer Vielzahl von Beschwerden eingesetzt werden, die mit *suidoku* assoziiert sind. Typisch ist dabei die Symptomtrias aus vermehrtem Schwitzen, starkem Durst (bei trockenem Mund) und einem in Relation zur Trinkmenge geringen Harnvolumen.
2. Oftmals wird von Patienten Wetterfühligkeit bzw. Beeinflussung der Beschwerden durch die Witterung beschrieben, wobei sich die Symptome bei regnerischen oder feuchten Wetterverhältnissen verschlechtern.
3. *Suidoku*-Konstitution beschreibt einen leicht adipösen Patienten, der zu (Unterschenkel-) Ödemen und/oder zu verstärktem Schwitzen neigt. Die Muskulatur ist in der Regel schwach ausgebildet.

<table>
<tr><th colspan="5">goshuyu tō 呉茱萸湯</th></tr>
<tr><td>shō 証</td><td colspan="3">Übelkeit, Erbrechen • Kopfschmerzen • verstärktes Kälteempfinden • Kälte triggert Kopfschmerzen • kalte Extremitäten</td><td>F ○ ○ • L</td></tr>
<tr><td>Puls</td><td colspan="4">tiefliegend und fadenförmig bzw. sehnenartig</td></tr>
<tr><td>Zunge</td><td colspan="4">blasser Zungenkörper mit weißem Belag</td></tr>
<tr><td>Bauch</td><td colspan="4">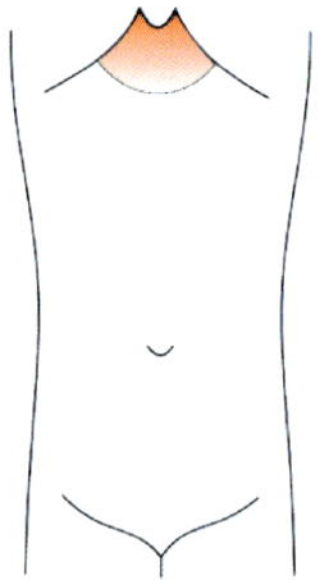
BDS: K ○ • • S</td></tr>
<tr><td rowspan="6">ED</td><td rowspan="2">Name (Latein)</td><td colspan="2">Name (Japanisch)</td><td rowspan="2">Dosierung in Gramm (g)</td></tr>
<tr><td>Kanji</td><td>Lesung</td></tr>
<tr><td>Jujubae Fructus</td><td>大棗</td><td>taisō</td><td>4,0</td></tr>
<tr><td>Evodiae Fructus</td><td>呉茱萸</td><td>goshuyu</td><td>3,0</td></tr>
<tr><td>Ginseng Radix</td><td>人参</td><td>ninjin</td><td>2,0</td></tr>
<tr><td>Zingiberis viridis Rhizoma</td><td>生姜</td><td>shōkyō</td><td>2,0–4,0</td></tr>
<tr><td>SK</td><td colspan="4">Kälte-shō • suidoku • kikyo • kigyaku</td></tr>
</table>

Anmerkungen

1. Das *shō* der Rezeptur *goshuyu tō* wird im Wesentlichen durch die Trias aus Kopfschmerz, Übelkeit und Kälte definiert.
2. Die Kopfschmerzen setzten meist plötzlich ein, wobei Kälte die Kopfschmerzattacken triggern bzw. verstärken kann. Begleitend tritt eine starke Übelkeit bis hin zu Erbrechen auf. Ausgehend von dieser Symptomkombination wird *goshuyu tō* häufig bei Migräne genutzt.
3. Obwohl die Rezeptur sehr bitter schmeckt, wird sie von vielen Patienten mit den entsprechenden Symptomen nach einer gewissen Gewöhnung sehr gut angenommen. Teilweise wird der Geschmack sogar als angenehm empfunden. Kann sich ein Patient an den Geschmack nicht gewöhnen, ist die Rezeptur meist nicht die richtige Wahl.
4. *Goshuyu tō* reguliert *kigyaku* und kann auch bei Schluckauf genutzt werden.
5. *Goshuyu tō* kann wie *rikkunshi tō* bei Sodbrennen (*kigyaku*) genutzt werden, bei *rikkunshi tō* ist das bestehende *kikyo* allerdings ausgeprägter.

<table>
<tr><th colspan="5">hachimi gan 八味丸</th></tr>
<tr><td>shō 証</td><td colspan="3">Kälteempfinden, Schwächegefühl und Schmerzen im Bereich der unteren Extremitäten • Müdigkeit/Erschöpfung • Mundtrockenheit/Durst • nächtliches Wasserlassen • Rückenschmerzen (v. a. unterer Rücken) • Tinnitus • wechselndes Gefühl von Kälte und Hitze in Händen und Füßen • normaler Appetit</td><td>F ○ • • L</td></tr>
<tr><td>Zunge</td><td colspan="4">roter Zungenkörper mit trockenem, weißem Belag (teilweise auch belaglos)</td></tr>
<tr><td>Puls</td><td colspan="4">tiefliegend und schwach</td></tr>
<tr><td>Bauch</td><td colspan="4">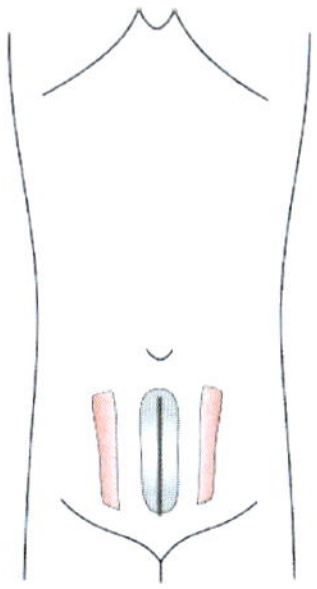
BDS: K ○ ○ • S</td></tr>
<tr><td rowspan="10">ED</td><td rowspan="2">Name (Latein)</td><td colspan="2">Name (Japanisch)</td><td rowspan="2">Dosierung in Gramm (g)</td></tr>
<tr><td>Kanji</td><td>Lesung</td></tr>
<tr><td>Rhemanniae Radix</td><td>地黄</td><td>jiō</td><td>6,0</td></tr>
<tr><td>Alismatis Rhizoma</td><td>沢瀉</td><td>takusha</td><td>3,0</td></tr>
<tr><td>Pachyma Hoelen</td><td>茯苓</td><td>bukuryō</td><td>3,0</td></tr>
<tr><td>Dioscoreae Rhizoma</td><td>山薬</td><td>sanyakū</td><td>3,0</td></tr>
<tr><td>Corni Fructus</td><td>山茱萸</td><td>sanshuyu</td><td>3,0</td></tr>
<tr><td>Moutan Cortex</td><td>牡丹皮</td><td>botanpi</td><td>3,0</td></tr>
<tr><td>Cinnamomi Cortex</td><td>桂皮</td><td>keihi</td><td>1,0</td></tr>
<tr><td>Aconiti Radix</td><td>附子</td><td>bushi</td><td>n. B.</td></tr>
<tr><td>SK</td><td colspan="4">Intermedio- bis Leere-shō • Leere-Hitze • Kälte-shō • Nieren-Leere • suidoku</td></tr>
</table>

Anmerkungen

1. Bei Übelkeit, Erbrechen und/oder Symptomen, die auf einen schwachen Magen-Darm-Trakt hinweisen (Appetitlosigkeit, Durchfall) sollte auf andere Rezepturen wie *shinbu tō* zurückgegriffen werden.
2. Treten nach Einnahme der Rezeptur Nebenwirkungen wie Durchfall oder Appetitlosigkeit auf, sollte die Rezeptur nach dem Essen eingenommen werden.
3. Die Rezeptur kann bei Beschwerden im Alter verwendet werden (z. B. Rückenschmerzen, Unruhe, Vergesslichkeit, Reizbarkeit).

<table>
<tr><th colspan="5">hange kōboku tō 半夏厚朴湯</th></tr>
<tr><td>shō 証</td><td colspan="3">depressive oder ängstliche Stimmungslage in Kombination mit verschiedenen körperlichen Symptomen • Unbehagen und Schmerzen im oberen Abdomen • Kopfschmerzen (evtl. mit Schweregefühl) • Schwindel • Kloßgefühl im Hals • Tinnitus • verspannte Schultern • Verdauungsbeschwerden • Haarausfall (stressbedingt)</td><td>F • • • L</td></tr>
<tr><td>Zunge</td><td colspan="4">Zungenkörper mit Zahnabdrücken und dickem, weißem Belag</td></tr>
<tr><td>Puls</td><td colspan="4">glatt, sehnenartig</td></tr>
<tr><td>Bauch</td><td colspan="4">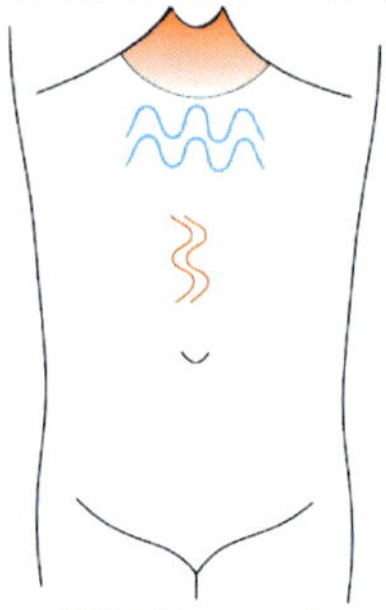
BDS: K • • • S</td></tr>
<tr><td rowspan="7">ED</td><td rowspan="2">Name (Latein)</td><td colspan="2">Name (Japanisch)</td><td rowspan="2">Dosierung in Gramm (g)</td></tr>
<tr><td>Kanji</td><td>Lesung</td></tr>
<tr><td>Pinelliae Tuber</td><td>半夏</td><td>hange</td><td>6,0</td></tr>
<tr><td>Pachyma Hoelen</td><td>茯苓</td><td>bukuryō</td><td>5,0</td></tr>
<tr><td>Magnoliae Cortex</td><td>厚朴</td><td>kōboku</td><td>3,0</td></tr>
<tr><td>Perillae Folia</td><td>紫蘇葉</td><td>shisoyō</td><td>2,0</td></tr>
<tr><td>Zingiberis viridis Rhizoma</td><td>生姜</td><td>shōkyō</td><td>0,5</td></tr>
<tr><td>SK</td><td colspan="4">kitai • suidoku</td></tr>
</table>

Anmerkungen

1. Ein klassisches Leitsymptom existiert für *hange kōboku tō* nicht (Ausnahme: Kloßgefühl im Hals, ist allerdings nicht regelhaft). Typisch ist die Diskrepanz zwischen zahlreichen (meist körperlichen) Symptomen und dem insgesamt vitalen Erscheinungsbild.
2. Aufgrund ihrer harmonisierenden Wirkung und guten Verträglichkeit eignet sich die Rezeptur *hange kōboku tō* gut als Einstiegsrezeptur für Patienten mit vielfältigen körperlichen Symptomen, die eine enge Verbindung zur mentalen Verfassung zeigen. Die Rezeptur kann für ein breites Konstitutionsspektrum angewendet werden.
3. Vergleich mit *kōso san*: Obwohl *kōso san* und *hange kōboku tō* auf den ersten Blick gut abgegrenzt werden können, gestaltet sich dies in der Praxis oft schwierig. Die nachfolgende Tabelle fasst die wichtigsten Unterschiede zusammen:

hange kōboku tō	***kōso san***
gesprächig, berichtet von zahlreichen, unterschiedlichen Beschwerden	leise Stimme, Patient berichtet nur zögerlich von Beschwerden
körperliche Symptome stehen im Vordergrund	gedrückte Stimmungslage und Angst stehen im Vordergrund
wechselhafte Gemütslage, teilweise reizbar	„stabile" eher gedrückte Stimmungslage
vielfältige Beschwerden, aber vitaler Gesamteindruck	geschwächter und wenig belastbarer Gesamteindruck

<table>
<tr><th colspan="5">hange shashin tō 半夏瀉心湯</th></tr>
<tr><td>shō 証</td><td colspan="3">Spannungsgefühl und Unbehagen im oberen Abdomen • Übelkeit, Erbrechen • Appetitlosigkeit • Durchfall • Verstopfung • laute Darmgeräusche • Entzündung der Mundschleimhaut • Schlafstörungen • Nervosität</td><td>F • • • L</td></tr>
<tr><td>Zunge</td><td colspan="4">Zungenkörper mit roter Spitze und dickem, weißen Belag</td></tr>
<tr><td>Puls</td><td colspan="4">tiefliegend, rollend</td></tr>
<tr><td>Bauch</td><td colspan="4">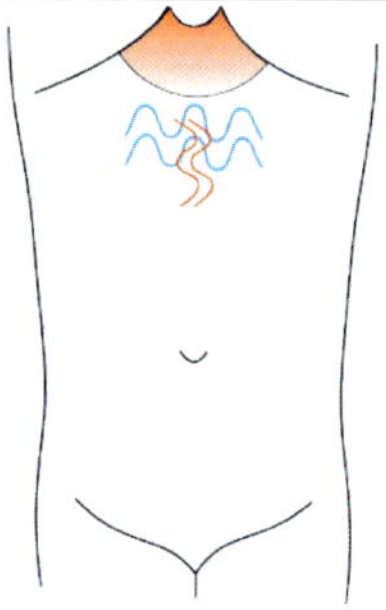
BDS: K • • • S</td></tr>
<tr><td rowspan="9">ED</td><td rowspan="2">Name (Latein)</td><td colspan="2">Name (Japanisch)</td><td rowspan="2">Dosierung in Gramm (g)</td></tr>
<tr><td>Kanji</td><td>Lesung</td></tr>
<tr><td>Pinelliae Tuber</td><td>半夏</td><td>hange</td><td>5,0</td></tr>
<tr><td>Scutellariae Radix</td><td>黄芩</td><td>ōgon</td><td>2,5</td></tr>
<tr><td>Ginseng Radix</td><td>人参</td><td>ninjin</td><td>2,5</td></tr>
<tr><td>Jujubae Fructus</td><td>大棗</td><td>taisō</td><td>2,5</td></tr>
<tr><td>Glycyrrhizae Radix</td><td>甘草</td><td>kanzō</td><td>2,0</td></tr>
<tr><td>Coptidis Rhizoma</td><td>黄連</td><td>ōren</td><td>1,0</td></tr>
<tr><td>Zingiberis exsiccatae Rhizoma</td><td>乾姜</td><td>kankyō</td><td>1,0</td></tr>
<tr><td>SK</td><td colspan="4">Intermedio-shō • Innen-Hitze • Milz-Leere</td></tr>
</table>

Anmerkungen

1. Häufige Indikationen sind Entzündungen der Mund- und Magenschleimhaut.
2. Bei Einnahme der Rezeptur kann Durchfall auftreten. Die Rezeptur sollte jedoch nicht zwangsläufig abgesetzt werden, falls die Durchfälle nur leicht ausgeprägt sind und zusammen mit einer Besserung der allgemeinen Symptomatik zu beobachten sind.
3. Die Patienten bevorzugen oft scharfes und stark gewürztes Essen.

<table>
<tr><th colspan="5">hochū ekki tō 補中益気湯</th></tr>
<tr><td>shō 証</td><td colspan="3">Müdigkeit/Erschöpfung • verminderte Leistungsfähigkeit • reduziertes Geschmacksempfinden • Appetitlosigkeit • Bevorzugung warmer Getränke • Nachtschweiß • unangenehmes Hitzegefühl • leise Stimme • Infektanfälligkeit</td><td>F ○ ○ ● L</td></tr>
<tr><td>Zunge</td><td colspan="4">Zungenkörper mit dünnem, weißem Belag (oft auch schaumig)</td></tr>
<tr><td>Puls</td><td colspan="4">schwach, oberflächlich, breit</td></tr>
<tr><td>Bauch</td><td colspan="4">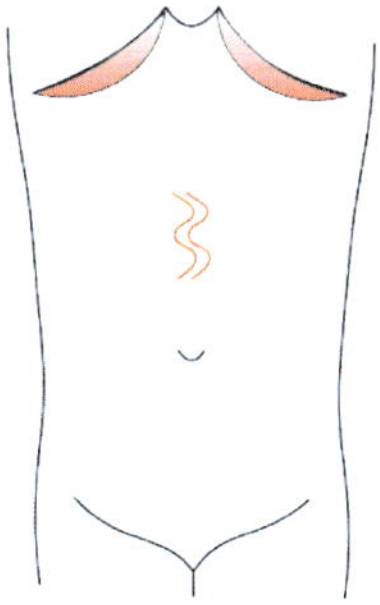
BDS: K ○ ○ ● S</td></tr>
<tr><td rowspan="12">ED</td><td rowspan="2">Name (Latein)</td><td colspan="2">Name (Japanisch)</td><td rowspan="2">Dosierung in Gramm (g)</td></tr>
<tr><td>Kanji</td><td>Lesung</td></tr>
<tr><td>Astragali Radix</td><td>黄耆</td><td>ōgi</td><td>4,0</td></tr>
<tr><td>Ginseng Radix</td><td>人参</td><td>ninjin</td><td>4,0</td></tr>
<tr><td>Atractylodis ovatae Rhizoma</td><td>白朮</td><td>byakujutsu</td><td>4,0</td></tr>
<tr><td>Angelicae acutilobae Radix</td><td>当帰</td><td>tōki</td><td>3,0</td></tr>
<tr><td>Aurantii Pericarpium</td><td>陳皮</td><td>chinpi</td><td>2,0</td></tr>
<tr><td>Jujubae Fructus</td><td>大棗</td><td>taisō</td><td>2,0</td></tr>
<tr><td>Bupleuri Radix</td><td>柴胡</td><td>saiko</td><td>2,0</td></tr>
<tr><td>Glycyrrhizae Radix</td><td>甘草</td><td>kanzō</td><td>1,5</td></tr>
<tr><td>Cimicifugae Rhizoma</td><td>升麻</td><td>shōma</td><td>1,0</td></tr>
<tr><td>Zingiberis viridis Rhizoma</td><td>生姜</td><td>shōkyō</td><td>0,5</td></tr>
<tr><td>SK</td><td colspan="4">Leere-shō • Leere-Hitze im Inneren • Milz-Leere</td></tr>
</table>

Anmerkungen

1. Der Patient hat eigentlich eine normale bis kräftige Konstitution. Durch starke körperliche oder geistige Belastung (Stress, Infekt, körperliche Überanspruchung etc.) besteht aktuell ein Leere-*shō* mit vielfältigen Beschwerden. Eine häufige Indikation ist Müdigkeit und Schwäche nach einem Virusinfekt bei zuvor kräftigen Patienten.
2. Die Rezeptur stimuliert das Immunsystem, kann Infektionen vorbeugen und gut bei wiederkehrenden Infektionen eingesetzt werden.
3. Es gibt Kardinalsymptome, die häufig bei Patienten beobachtet werden: Müde Arme und Beine, müde Augen, leise Stimme, weißer/schaumiger Speichel (eventuell am Mundwinkel sichtbar), reduziertes Geschmacksempfinden, Bevorzugen warmer Getränke, abdominale Palpitationen und einen schwachen, breiten Puls.
4. Der Wirkungseintritt ist bei *hochū ekki tō* rasch und beginnt bereits nach wenigen Tagen.

<table>
<tr><th colspan="5">kakkon tō 葛根湯</th></tr>
<tr><td>shō 証</td><td colspan="3">Kopfschmerzen (vor allem Hinterkopf) • Gliederschmerzen • Verspannungen im Schulter-Nacken-Bereich • Fieber • Schüttelfrost • kein spontanes oder verstärktes Schwitzen</td><td>F • • ○ L</td></tr>
<tr><td>Zunge</td><td colspan="4">leicht roter Zungenkörper mit dünnem (teilweise trockenem), weißem Belag</td></tr>
<tr><td>Puls</td><td colspan="4">(oberflächlich) und gespannt</td></tr>
<tr><td>Bauch</td><td colspan="4">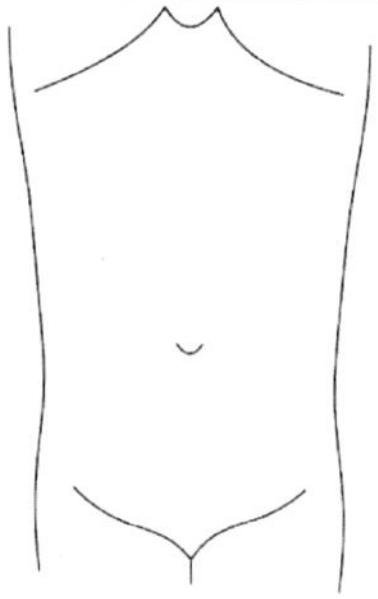
BDS: K • • ○ S</td></tr>
<tr><td rowspan="9">ED</td><td rowspan="2">Name (Latein)</td><td colspan="2">Name (Japanisch)</td><td rowspan="2">Dosierung in Gramm (g)</td></tr>
<tr><td>Kanji</td><td>Lesung</td></tr>
<tr><td>Puerariae Radix</td><td>葛根</td><td>kakkon</td><td>8,0</td></tr>
<tr><td>Ephedrae Herba</td><td>麻黄</td><td>maō</td><td>4,0</td></tr>
<tr><td>Jujubae Fructus</td><td>大棗</td><td>taisō</td><td>4,0</td></tr>
<tr><td>Paeoniae Radix</td><td>芍薬</td><td>shakuyaku</td><td>3,0</td></tr>
<tr><td>Cinnamomi Cortex</td><td>桂皮</td><td>keihi</td><td>3,0</td></tr>
<tr><td>Glycyrrhizae Radix</td><td>甘草</td><td>kanzō</td><td>2,0</td></tr>
<tr><td>Zingiberis viridis Rhizoma</td><td>生姜</td><td>shōkyō</td><td>0,5</td></tr>
<tr><td>SK</td><td colspan="4">Intermedio- bis Fülle-shō • Großes Yang Stadium • Außen-Kälte</td></tr>
</table>

Anmerkungen

1. Das klassische Beschwerdebild entspricht dem eines akuten Atemwegsinfekts mit Kopf- und Gliederschmerzen, Muskelverspannungen (v. a. Schulter-/Nackenbereich) und Fieber.
2. Bei chronischen Beschwerden ist der Puls in der Regel nicht oberflächlich.
3. Im Gegensatz zu *keishi tō* zeigt der Patient kein spontanes oder verstärktes Schwitzen.
4. Die Rezeptur eignet sich zur Behandlung von Kopfschmerzen, die in Verbindung mit starken Schulter- und Nackenverspannungen auftreten und typischerweise am Hinterkopf lokalisiert sind.

<table>
<tr><th colspan="5">kami shōyō san 加味逍遥散</th></tr>
<tr><td>shō 証</td><td colspan="3">Schlafstörungen • Reizbarkeit • Müdigkeit/Lustlosigkeit • Hitzewallungen • Schwindel • verspannter Schulter-Nackenbereich • Kälteempfinden in den unteren Extremitäten • spontanes Schwitzen • Rückenschmerzen • Bauchschmerzen • Verstopfung (oder auch Durchfall) • Juckreiz</td><td>F ○ • • L</td></tr>
<tr><td>Zunge</td><td colspan="4">leicht roter Zungenkörper mit dünnem, weißem Belag</td></tr>
<tr><td>Puls</td><td colspan="4">tief, sehnenartig, etwas schwach</td></tr>
<tr><td>Bauch</td><td colspan="4">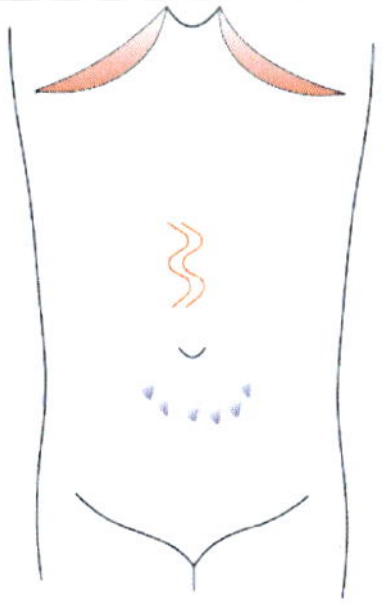
BDS: K ○ • • S</td></tr>
<tr><td rowspan="12">ED</td><td rowspan="2">Name (Latein)</td><td colspan="2">Name (Japanisch)</td><td rowspan="2">Dosierung in Gramm (g)</td></tr>
<tr><td>Kanji</td><td>Lesung</td></tr>
<tr><td>Angelicae acutilobae Radix</td><td>当帰</td><td>tōki</td><td>3,0</td></tr>
<tr><td>Paeoniae Radix</td><td>芍薬</td><td>shakuyaku</td><td>3,0</td></tr>
<tr><td>Atractylodis ovatae Rhizoma</td><td>白朮</td><td>byakujutsu</td><td>3,0</td></tr>
<tr><td>Pachyma Hoelen</td><td>茯苓</td><td>bukuryō</td><td>3,0</td></tr>
<tr><td>Bupleuri Radix</td><td>柴胡</td><td>saiko</td><td>3,0</td></tr>
<tr><td>Glycyrrhizae Radix</td><td>甘草</td><td>kanzō</td><td>2,0</td></tr>
<tr><td>Moutan Cortex</td><td>牡丹皮</td><td>botanpi</td><td>2,0</td></tr>
<tr><td>Gardeniae Fructus</td><td>山梔子</td><td>sanshishi</td><td>2,0</td></tr>
<tr><td>Menthae Herba</td><td>薄荷</td><td>hakka</td><td>1,0</td></tr>
<tr><td>Zingiberis viridis Rhizoma</td><td>生姜</td><td>shōkyō</td><td>0,5</td></tr>
<tr><td>SK</td><td colspan="4">Intermedio- bis Leere-shō • kitai • oketsu</td></tr>
</table>

Anmerkungen

1. *Kami shōyō san* kann für eine Vielzahl verschiedenster Symptome verwendet werden, unter denen Frauen in den Wechseljahren leiden. Bei entsprechendem *shō* kann die Rezeptur allerdings auch bei Männern zum Einsatz kommen.
2. Typisch ist die Kombination aus Müdigkeit/Schwäche mit *oketsu shō* sowie das Beklagen zahlreicher Symptome auf einmal.

<table>
<tr><th colspan="5">keishi tō 桂枝湯</th></tr>
<tr><td>shō 証</td><td colspan="3">Kopf- und Gliederschmerzen • spontanes Schwitzen • verstärkte Empfindlichkeit gegenüber Wind und Kälte • Fieber • empfindlicher Magen-Darm-Trakt</td><td>F ○ ○ • L</td></tr>
<tr><td>Zunge</td><td colspan="4">blasser Zungenkörper mit dünnem, weißem Belag</td></tr>
<tr><td>Puls</td><td colspan="4">oberflächlich und schwach</td></tr>
<tr><td>Bauch</td><td colspan="4">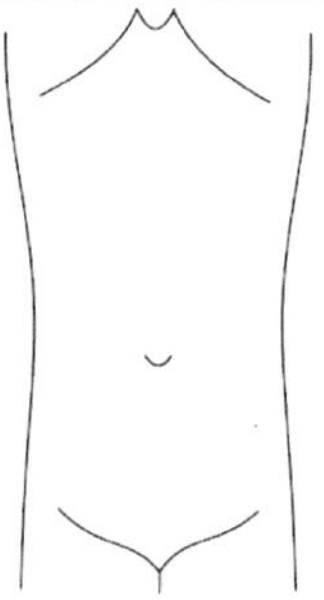
BDS: K ○ ○ • S</td></tr>
<tr><td rowspan="7">ED</td><td rowspan="2">Name (Latein)</td><td colspan="2">Name (Japanisch)</td><td rowspan="2">Dosierung in Gramm (g)</td></tr>
<tr><td>Kanji</td><td>Lesung</td></tr>
<tr><td>Cinnamomi Cortex</td><td>桂皮</td><td>keihi</td><td>4,0</td></tr>
<tr><td>Paeoniae Radix</td><td>芍薬</td><td>shakuyaku</td><td>4,0</td></tr>
<tr><td>Jujubae Fructus</td><td>大棗</td><td>taisō</td><td>4,0</td></tr>
<tr><td>Glycyrrhizae Radix</td><td>甘草</td><td>kanzō</td><td>2,0</td></tr>
<tr><td>Zingiberis viridis Rhizoma</td><td>生姜</td><td>shōkyō</td><td>0,5</td></tr>
<tr><td>SK</td><td colspan="4">Leere-shō • Großes Yang Stadium • Außen-Kälte</td></tr>
</table>

Anmerkungen

1. Neben seiner Anwendung im Rahmen grippaler Infekte wird *keishi tō* bei spontanem Schwitzen genutzt, das nach einer längeren Erkrankung oder nach einer Schwangerschaft auftritt und meist mit erhöhten Temperaturen sowie verstärkter Empfindsamkeit gegenüber Wind und Kälte verbunden ist.
2. Typischerweise zeigen die Patienten eine geschwächte Konstitution mit einem empfindlichen Magen-Darm-Trakt.
3. In einigen Fällen kann abdominal ein beidseitig gespannter Rektusmuskel tastbar sein.
4. Bei Unverträglichkeit von *keishi tō* ist *kōso san* eine häufig genutzte Alternative.

<table>
<tr><th colspan="5">keishi bukuryō gan 桂枝茯苓丸</th></tr>
<tr><td>shō 証</td><td colspan="3">menstruationsassoziierte Beschwerden ● Unterbauchschmerzen ● schmerzhafte Menstruation ● Kopfschmerzen ● Verspannungen im Schulter-Nackenbereich ● plötzliche Gesichtsröte mit Kältegefühl in den unteren Extremitäten ● Ödeme (v. a. untere Extremitäten) ● Neigung zu Verstopfung ● dunkles Hautkolorit</td><td>F ● ● ○ L</td></tr>
<tr><td>Zunge</td><td colspan="4">leicht violetter Zungenkörper, gestaute Zungengrundvenen, weißer Belag</td></tr>
<tr><td>Puls</td><td colspan="4">tiefer, rauer Puls</td></tr>
<tr><td>Bauch</td><td colspan="4">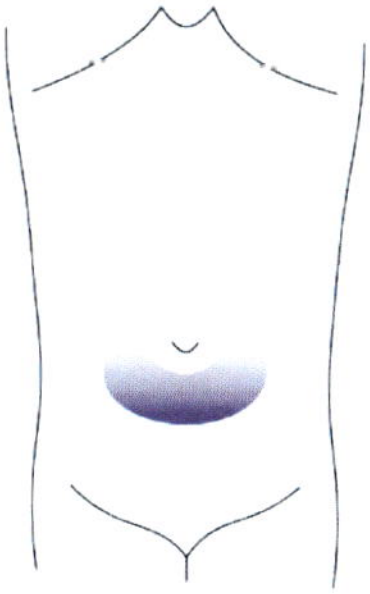
BDS: K ● ● ○ S</td></tr>
<tr><td rowspan="7">ED</td><td rowspan="2">Name (Latein)</td><td colspan="2">Name (Japanisch)</td><td rowspan="2">Dosierung in Gramm (g)</td></tr>
<tr><td>Kanji</td><td>Lesung</td></tr>
<tr><td>Cinnamomi Cortex</td><td>桂皮</td><td>keihi</td><td>4,0</td></tr>
<tr><td>Pachyma Hoelen</td><td>茯苓</td><td>bukuryō</td><td>4,0</td></tr>
<tr><td>Moutan Cortex</td><td>牡丹皮</td><td>botanpi</td><td>4,0</td></tr>
<tr><td>Persicae Semen</td><td>桃仁</td><td>tōnin</td><td>4,0</td></tr>
<tr><td>Paeoniae Radix</td><td>芍薬</td><td>shakuyaku</td><td>4,0</td></tr>
<tr><td>SK</td><td colspan="4">Intermedio- bis Fülle-shō ● oketsu ● suidoku ● kigyaku</td></tr>
</table>

Anmerkungen

1. *Keishi bukuryō gan* kann für ein breites Konstitutionsspektrum und zahlreiche Indikationen angewendet werden, wobei der Symptomkomplex *oketsu* im Vordergrund steht.
2. Eine der häufigsten Indikationen sind die vielfältigen Beschwerden im Rahmen der Menstruation wie Unterleibsschmerzen, Kopfschmerzen, Brustschmerzen, Reizbarkeit, Depressivität und Akne.
3. Mentale Symptome wie Reizbarkeit und Depressivität treten typischerweise im Rahmen eines prämenstruellen Syndroms auf und sind in der Regel auf den Zeitraum um die Menstruation beschränkt. Treten solche Symptome auch außerhalb dieses Zeitraums auf, sollte eher die Anwendung von *kami shōyō san* in Betracht gezogen werden.

<table>
<tr><th colspan="6">keishi ka ryūkotsu borei tō 桂枝加竜骨牡蠣湯</th></tr>
<tr><td>shō 証</td><td colspan="4">Schlafstörungen • wenig erholsamer Schlaf mit intensiven Träumen • Nervosität/Unruhe/Ängstlichkeit • plötzliche Gesichtsröte • Palpitationen • Kältegefühl in den unteren Extremitäten • Müdigkeit/Erschöpfung</td><td>F ○ ○ ● L</td></tr>
<tr><td>Zunge</td><td colspan="5">blasser Zungenkörper mit dünnem, weißem Belag</td></tr>
<tr><td>Puls</td><td colspan="5">schwach</td></tr>
<tr><td>Bauch</td><td colspan="5">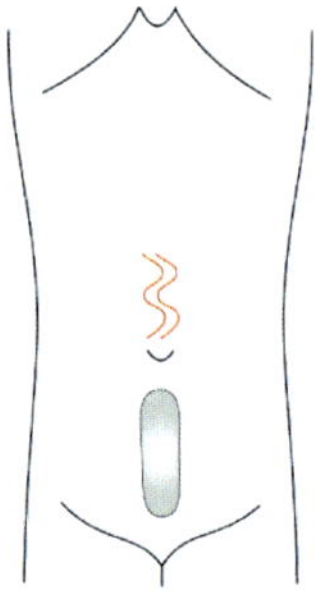
BDS: K ○ ○ ○ S</td></tr>
<tr><td rowspan="9">ED</td><td rowspan="2">Name (Latein)</td><td colspan="2">Name (Japanisch)</td><td colspan="2" rowspan="2">Dosierung in Gramm (g)</td></tr>
<tr><td>Kanji</td><td>Lesung</td></tr>
<tr><td>Cinnamomi Cortex</td><td>桂皮</td><td>keihi</td><td colspan="2">4,0</td></tr>
<tr><td>Paeoniae Radix</td><td>芍薬</td><td>shakuyaku</td><td colspan="2">4,0</td></tr>
<tr><td>Jujubae Fructus</td><td>大棗</td><td>taisō</td><td colspan="2">4,0</td></tr>
<tr><td>Fossilia Ossis Mastodi</td><td>竜骨</td><td>ryūkotsu</td><td colspan="2">3,0</td></tr>
<tr><td>Concheae Ostrea</td><td>牡蠣</td><td>borei</td><td colspan="2">3,0</td></tr>
<tr><td>Glycyrrhizae Radix</td><td>甘草</td><td>kanzō</td><td colspan="2">2,0</td></tr>
<tr><td>Zingiberis viridis Rhizoma</td><td>生姜</td><td>shōkyō</td><td colspan="2">0,5</td></tr>
<tr><td>SK</td><td colspan="5">Leere-shō • kigyaku • Kälte-shō</td></tr>
</table>

Anmerkungen

1. Der Patient neigt zu Nervosität und einem übermäßig ängstlichen Verhalten, wobei die Nervosität oft von einer verstärkten Gesichtsrötung begleitet wird. Der Schlaf ist unruhig, wenig erholsam und wird in der Regel mehrmals durch plötzliches Erwachen unterbrochen, wobei intensives Träumen oder bereits kleinste Geräusche den Patienten aufwecken.
2. Die beruhigende und angstlösende Wirkung der Rezeptur ist auf die Einzeldrogen Concheae Ostrea und Fossilia Ossis Mastodi zurückzuführen.
3. Die Rezeptur kann bei Haarausfall angewendet werden, wenn dieser in Verbindung mit Stress auftritt.

<table>
<tr><th colspan="5">keishi ka shakuyaku tō 桂枝加芍薬湯</th></tr>
<tr><td>shō 証</td><td colspan="3">krampfartige Bauchschmerzen ● schmerzhafter Stuhldrang ● Durchfall ● geblähter, druckschmerzhafter Bauch</td><td>F ● ● ● L</td></tr>
<tr><td>Zunge</td><td colspan="4">Normalbefund</td></tr>
<tr><td>Puls</td><td colspan="4">sehnenartig und schwach</td></tr>
<tr><td>Bauch</td><td colspan="4">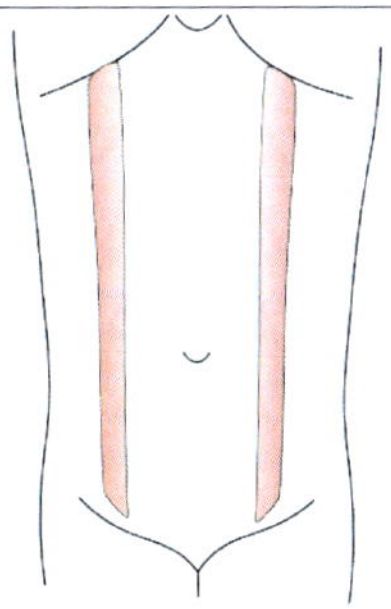
BDS: K ● ● ● S</td></tr>
<tr><td rowspan="7">ED</td><td rowspan="2">Name (Latein)</td><td colspan="2">Name (Japanisch)</td><td rowspan="2">Dosierung in Gramm (g)</td></tr>
<tr><td>Kanji</td><td>Lesung</td></tr>
<tr><td>Paeoniae Radix</td><td>芍薬</td><td>shakuyaku</td><td>6,0</td></tr>
<tr><td>Cinnamomi Cortex</td><td>桂皮</td><td>keihi</td><td>4,0</td></tr>
<tr><td>Jujubae Fructus</td><td>大棗</td><td>taisō</td><td>4,0</td></tr>
<tr><td>Glycyrrhizae Radix</td><td>甘草</td><td>kanzō</td><td>2,0</td></tr>
<tr><td>Zingiberis viridis Rhizoma</td><td>生姜</td><td>shōkyō</td><td>0,5</td></tr>
<tr><td>SK</td><td colspan="4">Intermedio-shō</td></tr>
</table>

Anmerkungen

1. Die Rezeptur wird zur Therapie funktioneller Darmbeschwerden mit häufigen Durchfällen (Reizdarmsyndrom vom Durchfall-Typ) bei Patienten mit Intermedio-Konstitution verwendet. Die Durchfälle überwiegen in der Regel, Verstopfung kann jedoch sporadisch auftreten.
2. Die Rezeptur kann bei Bauchkrämpfen verschiedener Ursache eingesetzt werden. So eignet sich *keishi ka shakuyaku tō* auch für die akute Therapie von abdominellen Krämpfen im Rahmen der Menstruation.
3. Die Rezeptur ist eine Modifikation von *keishi tō*, wobei die Menge von Radix Paeoniae von 4,0 auf 6,0 g erhöht wurde.
4. Wenn Verstopfung und Blähungen vordergründig sind, kann Radix Rhei nach Bedarf der Rezeptur zugefügt werden (i. d. R. 1,0 bis 5,0 g). Diese neue Rezeptur heißt *keishi ka shakuyaku daiō tō*.

<table>
<tr><th colspan="5">kōso san 香蘇散</th></tr>
<tr><td>shō 証</td><td colspan="3">Depressive oder ängstliche Stimmungslage in Kombination mit verschiedenen körperlichen Symptomen • Unbehagen und Schmerzen im oberen Abdomen • Kopfschmerzen (evtl. mit Schweregefühl) • Schwindel • Tinnitus • verspannte Schultern • Verdauungsbeschwerden • Haarausfall (stressinduziert)</td><td>F ○ ○ • L</td></tr>
<tr><td>Zunge</td><td colspan="4">kein spezifischer Befund</td></tr>
<tr><td>Puls</td><td colspan="4">tiefliegend und schwach</td></tr>
<tr><td>Bauch</td><td colspan="4">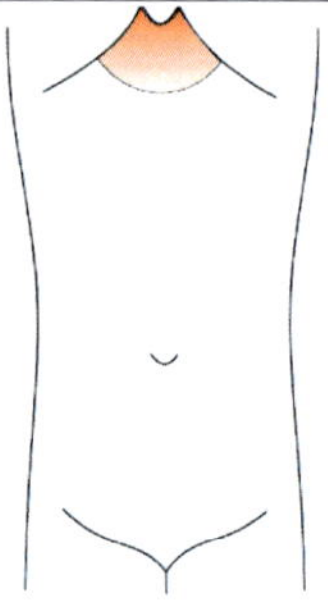
BDS: K ○ ○ • S</td></tr>
<tr><td rowspan="7">ED</td><td rowspan="2">Name (Latein)</td><td colspan="2">Name (Japanisch)</td><td rowspan="2">Dosierung in Gramm (g)</td></tr>
<tr><td>Kanji</td><td>Lesung</td></tr>
<tr><td>Cyperi Rhizoma</td><td>香附子</td><td>kōbushi</td><td>4,0</td></tr>
<tr><td>Aurantii Pericarpium</td><td>陳皮</td><td>chinpi</td><td>3,0</td></tr>
<tr><td>Perillae Folia</td><td>紫蘇葉</td><td>shisoyō</td><td>2,0</td></tr>
<tr><td>Glycyrrhizae Radix</td><td>甘草</td><td>kanzō</td><td>2,0</td></tr>
<tr><td>Zingiberis viridis Rhizoma</td><td>生姜</td><td>shōkyō</td><td>0,5</td></tr>
<tr><td>SK</td><td colspan="4">Leere-shō • kitai</td></tr>
</table>

Anmerkungen

1. Ein klassisches Leitsymptom existiert für die Rezeptur *kōso san* nicht. Im Vordergrund stehen eine depressive oder ängstliche Stimmungslage in Verbindung mit einer Vielzahl möglicher körperlicher Symptome. Körperliche und mentale Symptomen verstärken sich häufig gegenseitig und nehmen unter Stress zu. Im Anamnesegespräch ist der Patient meist wortkarg und redet mit leiser Stimme.
2. Aufgrund ihrer harmonisierenden Wirkung und guten Verträglichkeit eignet sich *kōso san* als Einstiegsrezeptur für mental/körperlich geschwächte Patienten mit verschiedenen körperlichen Symptomen.
3. Alternativ wird *kōso san* zur Vorbeugung oder in der Anfangsphase von Erkältungskrankheiten eingesetzt, welche stressinduziert bzw. im Anschluss an große mentale Belastung auftreten (z. B. Erkältung im Rahmen vor oder nach Prüfungsstress). Aber auch während eines grippalen Infekts eignet sich die Rezeptur für sehr geschwächte Patienten. Wenn der Patient beispielsweise selbst *keishi tō* (sehr milde und leicht verträgliche Rezeptur) nicht verträgt, kann *kōso san* genutzt werden.
4. *Kōso san* findet Anwendung als mildes Mittel gegen Verstopfung bei älteren Patienten.
5. Die Patienten neigen dazu, sich die Schuld für eigene Probleme oder die anderer zuzuschreiben.

<table>
<tr><th colspan="5">maō tō 麻黄湯</th></tr>
<tr><td>shō 証</td><td colspan="3">Fieber • Schüttelfrost • Gliederschmerzen • Kopfschmerzen • Husten • Luftnot • Nasenbluten • erschwerte Nasenatmung • kein spontanes oder verstärktes Schwitzen</td><td>F • ○ ○ L</td></tr>
<tr><td>Zunge</td><td colspan="4">rötlicher Zungenkörper mit trockenem, weißem Belag</td></tr>
<tr><td>Puls</td><td colspan="4">oberflächlich, gespannt, kräftig</td></tr>
<tr><td>Bauch</td><td colspan="4">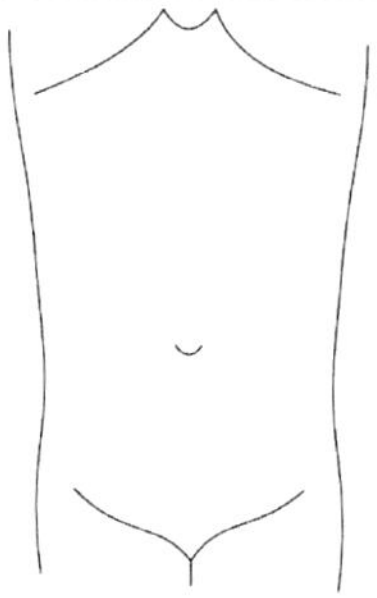
BDS: K • ○ ○ S</td></tr>
<tr><td rowspan="6">ED</td><td rowspan="2">Name (Latein)</td><td colspan="2">Name (Japanisch)</td><td rowspan="2">Dosierung in Gramm (g)</td></tr>
<tr><td>Kanji</td><td>Lesung</td></tr>
<tr><td>Ephedrae Herba</td><td>麻黄</td><td>maō</td><td>5,0</td></tr>
<tr><td>Armeniacae Semen</td><td>杏仁</td><td>kyōnin</td><td>5,0</td></tr>
<tr><td>Cinnamomi Cortex</td><td>桂皮</td><td>keihi</td><td>4,0</td></tr>
<tr><td>Glycyrrhizae Radix</td><td>甘草</td><td>kanzō</td><td>1,5</td></tr>
<tr><td>SK</td><td colspan="4">Fülle-shō • Großes Yang Stadium • Außen-Kälte</td></tr>
</table>

Anmerkungen

1. *Maō tō* wird häufig zur Therapie eines grippalen Infektes verwendet.
2. In der Regel wird die Rezeptur nur kurz über zwei bis fünf Tage angewendet. Bei längerer Anwendung sollte die magenschleimhautschädigende Wirkung der Rezeptur beachtet werden. Diese Nebenwirkung wird durch Appetitlosigkeit und Völlegefühl bemerkbar.
3. Der Patient sollte idealerweise einen recht unempfindlichen Magen-Darm-Trakt haben.
4. Unter Einnahme fängt der Patient oft an zu schwitzen, was eine gewünschte Wirkung ist. Die Verwendung bei bereits stark schwitzenden Patienten sollte hinsichtlich des *shō* hinterfragt werden.

<table>
<tr><th colspan="5">*maō bushi saishin tō* 麻黄附子細辛湯</th></tr>
<tr><td>**shō** 証</td><td colspan="3">ausgeprägtes Kälteempfinden • Erschöpfung/Kraftlosigkeit • kalte Hände und Füße • Halsschmerzen • Husten/ Luftnot • laufende Nase • spontanes Schwitzen • leichtes Fieber</td><td>F ○ ○ ● **L**</td></tr>
<tr><td>Zunge</td><td colspan="4">blasser Zungenkörper mit dünnem, feuchtem, weißem Belag</td></tr>
<tr><td>Puls</td><td colspan="4">tiefliegend und fadenförmig</td></tr>
<tr><td>Bauch</td><td colspan="4">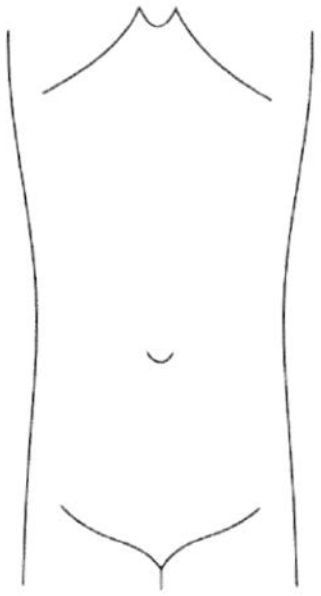
BDS: K ○ ○ ● **S**</td></tr>
<tr><td rowspan="5">ED</td><td rowspan="2">**Name (Latein)**</td><td colspan="2">**Name (Japanisch)**</td><td rowspan="2">**Dosierung in Gramm (g)**</td></tr>
<tr><td>**Kanji**</td><td>**Lesung**</td></tr>
<tr><td>Herba Ephedrea</td><td>麻黄</td><td>*maō*</td><td>4,0</td></tr>
<tr><td>Asiasari Radix</td><td>細辛</td><td>*saishin*</td><td>3,0</td></tr>
<tr><td>Aconiti Radix</td><td>附子</td><td>*bushi*</td><td>n. B.</td></tr>
<tr><td>SK</td><td colspan="4">Leere-*shō* • Kleines Yin Stadium/Großes Yang Stadium • Außen-Kälte</td></tr>
</table>

Anmerkungen

1. Die zwei Hauptanwendungen der Rezeptur sind die Therapie von Allergien im Bereich der oberen Atemwege sowie Erkältungskrankheiten bei älteren Patienten mit Leere-Konstitution. Wichtig für die Abgrenzung zu anderen Rezepturen ist das ausgeprägte Kältegefühl, das der Patient subjektiv beschreibt (v. a. im Bereich des Rückens), das aber auch objektiv in Form kalter Extremitäten besteht.
2. Falls Symptome wie Übelkeit, Erbrechen, Unbehagen im Bereich des oberen Abdomens oder Durchfall bestehen, sollte eher auf Rezepturen wie *kōso san*, *keishi tō* oder *shinbu tō* zurückgegriffen werden.
3. Trotz Zuordnung der Rezeptur zum Kleinen Yin Stadium (ausgeprägtes Kälteempfinden, tiefer und fadenförmiger Puls) können die Patienten typischerweise Symptome wie leichtes Fieber und spontanes Schwitzen zeigen, welche dem Großen Yang Stadium zugeschrieben werden.

<table>
<tr><th colspan="5">***ninjin tō*** 人参湯</th></tr>
<tr><td>***shō*** 証</td><td colspan="3">Appetitlosigkeit • Müdigkeit/Erschöpfung • Übelkeit mit Unbehagen/Schmerzen im oberen Abdomen • Müdigkeit nach dem Essen • weicher Stuhlgang und Neigung zu Durchfall • blasse Gesichtsfarbe • Kälteempfindlichkeit • kalte Hände und Füße • Schwindel • viel dünnflüssiger Speichel</td><td>F ○ ○ • **L**</td></tr>
<tr><td>Zunge</td><td colspan="4">blasser Zungenkörper, ohne oder mit dünnem, weißem Belag</td></tr>
<tr><td>Puls</td><td colspan="4">tiefliegend, schwach, fadenförmig</td></tr>
<tr><td>Bauch</td><td colspan="4">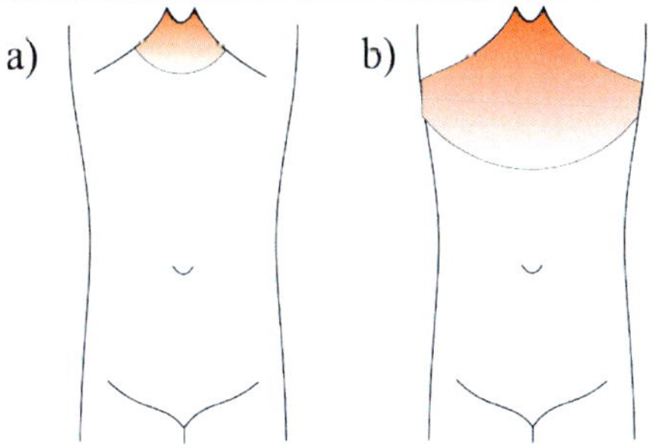
BDS: K ○ ○ • **S**</td></tr>
<tr><td rowspan="6">ED</td><td rowspan="2">**Name (Latein)**</td><td colspan="2">**Name (Japanisch)**</td><td rowspan="2">**Dosierung in Gramm (g)**</td></tr>
<tr><td>**Kanji**</td><td>**Lesung**</td></tr>
<tr><td>Ginseng Radix</td><td>人参</td><td>*ninjin*</td><td>3,0</td></tr>
<tr><td>Atractylodis ovatae Rhizoma</td><td>白朮</td><td>*byakujutsu*</td><td>3,0</td></tr>
<tr><td>Glycyrrhizae Radix</td><td>甘草</td><td>*kanzō*</td><td>2,0</td></tr>
<tr><td>Zingiberis exsiccatae Rhizoma</td><td>乾姜</td><td>*kankyō*</td><td>1,0</td></tr>
<tr><td>SK</td><td colspan="4">Leere-*shō* • Kälte-*shō* • Milz-Leere • *kikyo*</td></tr>
</table>

Anmerkungen

1. Vordergründig ist eine Schwäche des oberen Verdauungstraktes, die sich in verschiedenen Symptomen wie Appetitlosigkeit, Übelkeit, Völlegefühl und Müdigkeit nach dem Essen manifestieren kann. Daneben können auch Beschwerden wie ein weicher Stuhlgang oder Neigung zu Durchfällen bestehen.
2. Die Rezeptur eignet sich auch, wenn Leere-*shō*-Patienten mit abführenden oder magenschädlichen Arzneien behandelt wurden und infolgedessen Appetitlosigkeit mit Übelkeit und Durchfall entwickeln.
3. Der Rezeptur *ninjin tō* können zwei Bauchbefunde zugeordnet werden, wobei die Kombination aus straffer Bauchdecke im oberen Abdomen in Verbindung mit einem Kältegefühl in dieser Region als sehr charakteristisch angesehen wird (siehe Abdomen b).

<table>
<tr><th colspan="5">ōren gedoku tō 黄連解毒湯</th></tr>
<tr><td>shō 証</td><td colspan="3">Hitze- und Beklemmungsgefühl im oberen Abdomen und hinter dem Brustbein ● Schlafstörungen ● Reizbarkeit/Ruhelosigkeit ● Kopfschmerzen ● verstärkte Gesichtsrötung ● gerötete Bindehaut ● verspannte Schultern ● Bluthochdruck ● Tinnitus ● Neigung zu Nasenbluten ● Juckreiz ● keine Verstopfung</td><td>F ● ● ○ L</td></tr>
<tr><td>Zunge</td><td colspan="4">roter Zungenkörper mit gelblich-weißem Belag</td></tr>
<tr><td>Puls</td><td colspan="4">kräftig, schnell</td></tr>
<tr><td>Bauch</td><td colspan="4">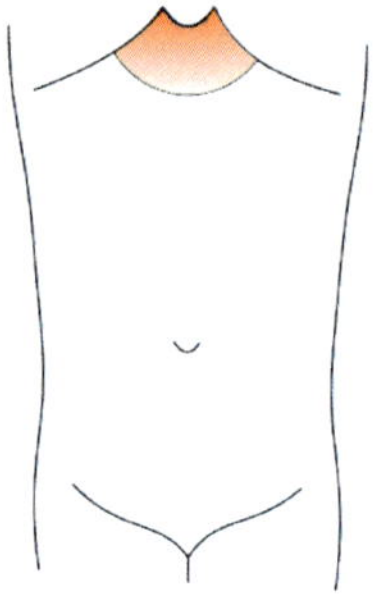
BDS: K ● ● ○ S</td></tr>
<tr><td rowspan="6">ED</td><th rowspan="2">Name (Latein)</th><th colspan="2">Name (Japanisch)</th><th rowspan="2">Dosierung in Gramm (g)</th></tr>
<tr><th>Kanji</th><th>Lesung</th></tr>
<tr><td>Scutellariae Radix</td><td>黄芩</td><td>ōgon</td><td>3,0</td></tr>
<tr><td>Coptidis Rhizoma</td><td>黄連</td><td>ōren</td><td>2,0</td></tr>
<tr><td>Phellodendri Cortex</td><td>黄柏</td><td>ōbaku</td><td>2,0</td></tr>
<tr><td>Gardeniae Fructus</td><td>山梔子</td><td>sanshishi</td><td>2,0</td></tr>
<tr><td>SK</td><td colspan="4">Intermedio- bis Fülle-shō ● Innen-Hitze ● kigyaku</td></tr>
</table>

Anmerkungen

1. Die Rezeptur kann bei Magenbeschwerden in Verbindung mit mentalen Symptomen wie Ruhelosigkeit und Schlafstörungen verwendet werden.
2. Auch bei Hautveränderungen mit starkem Juckreiz und Rötung kann *ōren gedoku tō* verwendet werden.
3. Der Patient hat eine kräftige Konstitution.

<table>
<tr><th colspan="5">*rikkunshi tō* 六君子湯</th></tr>
<tr><td>*shō* 証</td><td colspan="3">Appetitlosigkeit ● Müdigkeit/Erschöpfung ● Übelkeit ● ausgeprägtes Völlegefühl mit Unbehagen/Schmerzen im oberen Abdomen ● Müdigkeit nach dem Essen ● weicher Stuhlgang und Neigung zu Durchfall ● blasse Gesichtsfarbe ● kalte Hände und Füße</td><td>F ○ ○ ● **L**</td></tr>
<tr><td>Zunge</td><td colspan="4">blasser Zungenkörper mit Zahnabdrücken und dickem, schmierigem, weißem Belag</td></tr>
<tr><td>Puls</td><td colspan="4">tiefliegend, schwach, fadenförmig</td></tr>
<tr><td>Bauch</td><td colspan="4">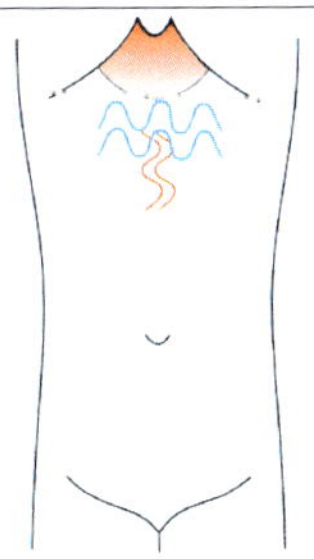
BDS: K ○ ○ ● **S**</td></tr>
<tr><td rowspan="10">ED</td><td rowspan="2">**Name (Latein)**</td><td colspan="2">**Name (Japanisch)**</td><td rowspan="2">**Dosierung in Gramm (g)**</td></tr>
<tr><td>**Kanji**</td><td>**Lesung**</td></tr>
<tr><td>Ginseng Radix</td><td>人参</td><td>*ninjin*</td><td>4,0</td></tr>
<tr><td>Atractylodis ovatae Rhizoma</td><td>白朮</td><td>*byakujutsu*</td><td>4,0</td></tr>
<tr><td>Pinelliae Tuber</td><td>半夏</td><td>*hange*</td><td>4,0</td></tr>
<tr><td>Pachyma Hoelen</td><td>茯苓</td><td>*bukuryō*</td><td>4,0</td></tr>
<tr><td>Jujubae Fructus</td><td>大棗</td><td>*taisō*</td><td>2,0</td></tr>
<tr><td>Aurantii Pericarpium</td><td>陳皮</td><td>*chinpi*</td><td>2,0</td></tr>
<tr><td>Glycyrrhizae Radix</td><td>甘草</td><td>*kanzō*</td><td>1,0</td></tr>
<tr><td>Zingiberis viridis Rhizoma</td><td>生姜</td><td>*shōkyō*</td><td>0,5</td></tr>
<tr><td>SK</td><td colspan="4">Leere-*shō* ● Kälte-*shō* ● Milz Leere ● *kikyo* ● *kitai* (im Epigastrium)</td></tr>
</table>

Anmerkungen

1. Charakteristisch sind neben einer allgemeinen Erschöpfung, einem blassen Zungenkörper mit dickem, weißem Belag und Symptomen, die sich unter der Bezeichnung schwacher Magen-Darm-Trakt zusammenfassen lassen.
2. Weiterhin geben die Patienten ein Gefühl im oberen Abdomen an, welches als „Stein im Magen" (jap. *imotare*) beschrieben wird. Dieses ausgeprägte Völlegefühl kann als Stagnation von Nahrung im Magen verstanden werden (*kitai*). Innerhalb der Rezeptur wirken insbesondere Aurantii Pericarpium und Pinelliae Tuber lösend auf diese Stagnation, indem sie die Magenmotorik anregen.
3. Eine häufige Indikation für *rikkunshi tō* ist Sodbrennen beim Patienten mit Leere-*shō*.
4. *Rikkunshi tō* kann ca. 15–20 Min. vor den Mahlzeiten eingenommen werden, um das Völlegefühl nach dem Essen zu lindern.
5. Für die Rezepturen *hochū ekki tō* und *rikkunshi tō* ist das Symptom Appetitlosigkeit gleichermaßen charakteristisch. Im Fall von *rikkunshi tō* ist der Patient allerdings (im Gegensatz zu *hochū ekki tō*) nicht in der Lage, ausreichend zu essen.

<table>
<tr><th colspan="5">ryōkyō jutsukan tō 苓姜朮甘湯</th></tr>
<tr><td>shō 証</td><td colspan="3">Schmerzen im Bereich der Lendenwirbelsäule und der unteren Extremitäten • Kältegefühl von der Hüfte abwärts • häufiges-/nächtliches Wasserlassen • Ödeme • verstärktes Kälteempfinden • Müdigkeit</td><td>F ○ ○ ● L</td></tr>
<tr><td>Zunge</td><td colspan="4">blasser Zungenkörper mit feuchtem, dünnem, weißem Belag</td></tr>
<tr><td>Puls</td><td colspan="4">tiefliegend und fadenförmig</td></tr>
<tr><td>Bauch</td><td colspan="4">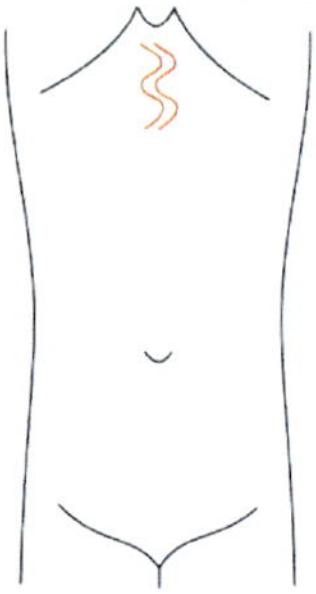
BDS: K ○ ○ ● S</td></tr>
<tr><td rowspan="6">ED</td><td rowspan="2">Name (Latein)</td><td colspan="2">Name (Japanisch)</td><td rowspan="2">Dosierung in Gramm (g)</td></tr>
<tr><td>Kanji</td><td>Lesung</td></tr>
<tr><td>Pachyma Hoelen</td><td>茯苓</td><td>bukuryō</td><td>6,0</td></tr>
<tr><td>Zingiberis exsiccatae Rhizoma</td><td>乾姜</td><td>kankyō</td><td>3,0</td></tr>
<tr><td>Atractylodis ovatae Rhizoma</td><td>白朮</td><td>byakujutsu</td><td>3,0</td></tr>
<tr><td>Glycyrrhizae Radix</td><td>甘草</td><td>kanzō</td><td>2,0</td></tr>
<tr><td>SK</td><td colspan="4">Intermedio- bis Leere-shō • suidoku • Kälte-shō</td></tr>
</table>

Anmerkungen

1. Die Schmerzen im Bereich der Lendenwirbelsäule sind meist dumpf.
2. *Ryōkyō jutsukan tō* eignet sich insbesondere für (ältere) Patienten mit Blasenentzündung.
3. Das Kälteempfinden besteht vor allem im Bereich von Bauch und Hüfte.
4. Die Rezeptur wird wie *hachimi gan* bei Kältegefühl und Schwäche im Bereich der Lendenwirbelsäule und unteren Extremität eingesetzt. *Hachimi gan* deckt darüber hinaus jedoch auch Symptome wie Mundtrockenheit, Tinnitus oder Bluthochdruck ab. *Ryōkyō jutsukan tō* ähnelt also *hachimi gan*, hat aber ein wesentlich kleineres Indikationsspektrum. Da *ryōkyō jutsukan tō* kein Aconiti Radix oder Rhemanniae Radix enthält, ist die Rezeptur allerdings besser verträglich.

	shinbu tō 真武湯			
shō 証	Diarrhö/Neigung zu weichem Stuhlgang ● verstärktes Kälteempfinden ● Kältegefühl in den Extremitäten ● abdominelle Schmerzen ● Schwindel ● Ödeme ● Hypotonie ● Palpitationen ● physisch schwach/wenig belastbar			F ○ ○ ● **L**
Zunge	vergrößerter, blasser Zungenkörper mit Zahnabdrücken, weißer Belag			
Puls	tiefliegend, schwach			
Bauch	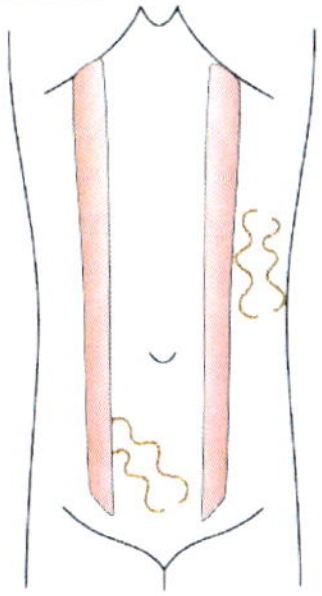 BDS: K ○ ○ ● **S**			
ED	**Name (Latein)**	**Name (Japanisch)**		**Dosierung in Gramm (g)**
		Kanji	**Lesung**	
	Pachyma Hoelen	茯苓	*bukuryō*	5,0
	Paeoniae Radix	芍薬	*shakuyaku*	3,0
	Atractylodis lanceae Rhizoma	蒼朮	*sōjutsu*	3,0
	Zingiberis viridis Rhizoma	生姜	*shōkyō*	0,5
	Aconiti Radix	附子	*bushi*	n. B.
SK	Leere-*shō* ● Kälte-*shō* ● *suidoku* ● Nieren-Leere			

Anmerkungen

1. *Shinbu tō* eignet sich bei der Kombination *suidoku*, Kälte- und Leere-*shō* und kann für ein breites Symptomspektrum verwendet werden.
2. Häufige Indikationen sind chronische Durchfälle, Schwindel und ein grippaler Infekt (vor allem in Verbindung mit Durchfall oder weichem Stuhlgang).
3. Der Effekt der Rezeptur tritt meist recht rasch innerhalb von 2 bis 7 Tagen ein und wird von den Patienten meist als Reduktion des Schwindels und einer zunehmenden Wärme in Händen und Füßen beschrieben.
4. Im Vergleich zu *ninjin tō*, was vor allem bei körperlicher Schwäche, Kälte-*shō* und einer funktionellen Störung im Bereich des oberen Verdauungstraktes verwendet wird, kann *shinbu tō* als das Pendant im Bereich des untern Verdauungstraktes angesehen werden.

<table>
<tr><th colspan="5">shō kenchū tō 小建中湯</th></tr>
<tr><td>shō 証</td><td colspan="3">abdominelle Schmerzen • empfindlicher Magen-Darm-Trakt • Neigung zu Nasenbluten • nächtliches Einnässen • Mundtrockenheit/Durst • Palpitationen • verstärktes Schwitzen (v. a. nachts) • Hitzegefühl in Händen und Füßen • Gliederschmerzen • Schweregefühl in Armen und Beinen</td><td>F ○ ○ • L</td></tr>
<tr><td>Zunge</td><td colspan="4">blasser Zungenkörper mit dünnem, weißem Belag (teilweise belaglos)</td></tr>
<tr><td>Puls</td><td colspan="4">tiefliegend und schwach oder oberflächlich und sehnenartig</td></tr>
<tr><td>Bauch</td><td colspan="4">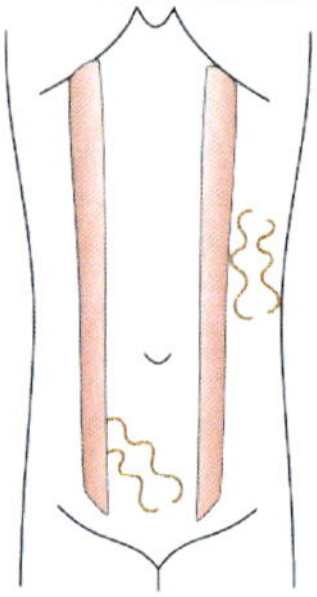
BDS: K ○ ○ • S</td></tr>
<tr><td rowspan="8">ED</td><td rowspan="2">Name (Latein)</td><td colspan="2">Name (Japanisch)</td><td rowspan="2">Dosierung in Gramm (g)</td></tr>
<tr><td>Kanji</td><td>Lesung</td></tr>
<tr><td>Saccharum Granorum</td><td>膠飴</td><td>koi</td><td>20,0</td></tr>
<tr><td>Paeoniae Radix</td><td>芍薬</td><td>shakuyaku</td><td>6,0</td></tr>
<tr><td>Cinnamomi Cortex</td><td>桂皮</td><td>keihi</td><td>4,0</td></tr>
<tr><td>Jujubae Fructus</td><td>大棗</td><td>taisō</td><td>4,0</td></tr>
<tr><td>Glycyrrhizae Radix</td><td>甘草</td><td>kanzō</td><td>2,0</td></tr>
<tr><td>Zingiberis viridis Rhizoma</td><td>生姜</td><td>shōkyō</td><td>0,5</td></tr>
<tr><td>SK</td><td colspan="4">Leere-shō</td></tr>
</table>

Anmerkungen

1. Die Rezeptur wird bei vielfältigen Beschwerden im Kindes- und Jugendalter, bei Leere-Konstitution und empfindlichem Magen-Darm-Trakt eingesetzt.
2. Eine häufige Manifestation der Leere-Konstitution ist eine verminderte Regulationsfähigkeit der Körpertemperatur. So klagen die Patienten im Winter über nicht zu ertragende Kälte und im Sommer über ein zu starkes Hitzeempfinden.
3. Im Rahmen von Erkältungskrankheiten kann die Rezeptur bei geschwächten Patienten mit Schüttelfrost, Fieber, spontanem Schwitzen, Palpitationen und Gliederschmerzen verwendet werden (Alternative zu *keishi tō* bei konstitutionell noch schwächeren Patienten).

shō seiryū tō 小青竜湯

shō 証	klarer nasaler Ausfluss ● behinderte Nasenatmung ● Husten mit klarem Auswurf ● Luftnot ● gerötete und tränende Augen ● Kopf- und Gliederschmerzen ● Fieber	F ○ ● ○ L
Zunge	feuchter, weißer Belag	
Puls	oberflächlich und gespannt	
Bauch	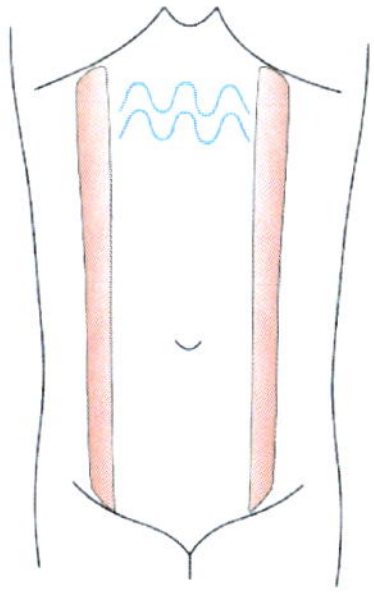 BDS: K ○ ● ○ S	

	Name (Latein)	Name (Japanisch)		Dosierung in Gramm (g)
		Kanji	**Lesung**	
ED	Pinelliae Tuber	半夏	*hange*	6,0
	Herba Ephedrea	麻黄	*maō*	3,0
	Asiasari Radix	細辛	*saishin*	3,0
	Cinnamomi Cortex	桂皮	*keihi*	3,0
	Paeoniae Radix	芍薬	*shakuyaku*	3,0
	Schisandrae Fructus	五味子	*gomishi*	3,0
	Glycyrrhizae Radix	甘草	*kanzō*	2,0
	Zingiberis Siccatum Rhizoma	乾姜	*kankyō*	1,0
SK	Intermedio-*shō* ● *suidoku* ● Großes Yang Stadium ● Außen-Kälte			

Anmerkungen

1. Die zwei Hauptanwendungen der Rezeptur sind die Therapie von Allergien im Bereich der oberen Atemwege und Erkältungskrankheiten. In beiden Fällen ist eine behinderte Nasenatmung mit klarem Ausfluss das Leitsymptom.
2. Der Symptomkomplex Kälte umfasst im Fall der Rezeptur *shō seiryū tō* Erkältungssymptome wie Kopf- und Gliederschmerzen.
3. *Maō bushi saishin tō* wird ebenfalls bei allergischen Reaktionen im Bereich der oberen Atemwege verwendet. Allerdings zeigen die Patienten zusätzlich ein ausgeprägtes Kälteempfinden und ihre Konstitution entspricht dem Leere-Typ.

tōki shakuyaku san **当帰芍薬散**		
shō 証	menstruationsassoziierte Beschwerden ● Unterbauchschmerz ● Regelschmerzen ● Kopf fühlt sich schwer an ● Schwindel ● Palpitationen ● Unterschenkelödeme ● muskuläre Verspannungen im Schulter-Nackenbereich ● Akne ● Erschöpfung ● blasses Hautkolorit ● niedriger Blutdruck ● kalte Hände und Füße ● verstärkte Empfindlichkeit gegenüber Kälte ● Neigung zu Durchfällen	F ○ ○ ● **L**
Zunge	blasser, feuchter Zungenkörper mit Zahnabdrücken und dünnem, weißem Belag	
Puls	tiefliegend, schwach und fadenförmig	
Bauch	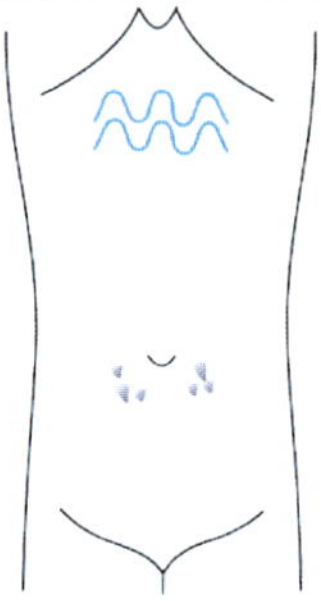 BDS: K ○ ○ ● **S**	

ED	**Name (Latein)**	**Name (Japanisch)**		**Dosierung in Gramm (g)**
		Kanji	**Lesung**	
	Paeoniae Radix	芍薬	*shakuyaku*	4,0
	Pachyma Hoelen	茯苓	*bukuryō*	4,0
	Atractylodis lanceae Rhizoma	蒼朮	*sōjutsu*	4,0
	Alismatis Rhizoma	沢瀉	*takusha*	4,0
	Angelicae acutilobae Radix	当帰	*tōki*	3,0
	Cnidii Rhizoma	川芎	*senkyū*	3,0
SK	Leere-*shō* ● *oketsu* ● Kälte-*shō* ● *suidoku* ● *kekkyo*			

Anmerkungen

1. Aufgrund der guten Verträglichkeit kann die Rezeptur auch während der Schwangerschaft zur Linderung verschiedener schwangerschaftsassoziierter Beschwerden eingesetzt werden. Darüber hinaus hat *tōki shakuyaku san* eine schwangerschaftsstabilisierende Wirkung.
2. Obwohl die Rezeptur meist für Frauen verwendet wird, kann sie (das entsprechende *shō* vorausgesetzt) auch für Männer genutzt werden.
3. *Tōki shakuyaku san* kann auch zur Therapie von Akne verwendet werden. Im Gegensatz zu *keishi bukuryō gan* ist das Gesicht der Patienten allerdings blass.

<table>
<tr><th colspan="5">yoku kan san 抑肝散</th></tr>
<tr><td>shō 証</td><td colspan="3">Schlafstörungen • reizbar, gestresst, ungeduldig • temperamentvolles Auftreten • wechselhaftes Gemüt • geistige und körperliche Unruhe • gesteigerter Bewegungsdrang • Muskelzucken (vorwiegend Gesichtsmuskeln)</td><td>F ○ • ○ L</td></tr>
<tr><td>Zunge</td><td colspan="4">roter Zungenkörper mit weißem Belag</td></tr>
<tr><td>Puls</td><td colspan="4">sehnenartig</td></tr>
<tr><td>Bauch</td><td colspan="4">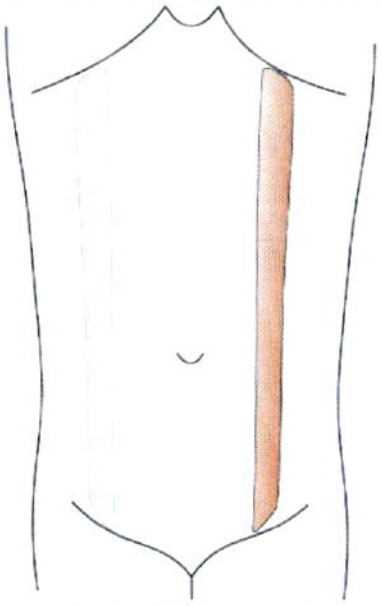
BDS: K ○ ○ • S</td></tr>
<tr><td rowspan="9">ED</td><td rowspan="2">Name (Latein)</td><td colspan="2">Name (Japanisch)</td><td rowspan="2">Dosierung in Gramm (g)</td></tr>
<tr><td>Kanji</td><td>Lesung</td></tr>
<tr><td>Atractylodis lanceae Rhizoma</td><td>蒼朮</td><td>sōjutsu</td><td>4,0</td></tr>
<tr><td>Pachyma Hoelen</td><td>茯苓</td><td>bukuryō</td><td>4,0</td></tr>
<tr><td>Angelicae acutilobae Radix</td><td>当帰</td><td>tōki</td><td>3,0</td></tr>
<tr><td>Uncariae cum unci Ramulus</td><td>釣藤鈎</td><td>chōtōkō</td><td>3,0</td></tr>
<tr><td>Cnidii Rhizoma</td><td>川芎</td><td>senkyū</td><td>3,0</td></tr>
<tr><td>Bupleuri Radix</td><td>柴胡</td><td>saiko</td><td>2,0</td></tr>
<tr><td>Glycyrrhizae Radix</td><td>甘草</td><td>kanzō</td><td>1,5</td></tr>
<tr><td>SK</td><td colspan="4">Intermedio-shō • Leber-Fülle</td></tr>
</table>

Anmerkungen

1. Im Vordergrund stehen psychische Symptome wie leichte Reizbarkeit und Ungeduld.
2. Die Patienten neigen dazu, ihren Mitmenschen Schuld für die eigenen Probleme zu geben.
3. Die Patienten präsentieren teilweise tiefe, senkrecht verlaufenden Stirnfalten und/oder ausgeprägte Eckzähne als morphologische Besonderheiten.

Frage 14: Welche Kampō-Rezeptur hilft bei …?

Nachdem unter Frage 13 verschiedene häufig genutzte Rezepturen vorgestellt wurden, soll nun anhand verschiedener Beschwerden gezeigt werden, wie im Einzelfall zwischen den unterschiedlichen in Frage kommenden Rezepturen die geeignetste ausgewählt wird. Wie kann man also entscheiden, ob bei einem grippalen Infekt *kakkon tō* oder *keishi tō* eingenommen werden sollte? Vereinfachend wird in diesem Zusammenhang auf die Interpretation von Zungen-, Puls- und Bauchbefunden weitestgehend verzichtet. Auf diese Weise soll verdeutlicht werden, wie Kampō auch ohne detailliertes Wissen über komplexe Theorien oder spezielle diagnostische Verfahren eingesetzt werden kann.

Grippaler Infekt

Name der Rezeptur	**Beschreibung des *shō* und Unterschiede zwischen den Rezepturen**
maō tō	Der Patient klagt über Fieber (ohne spontanes Schwitzen), Husten und Gliederschmerzen. *Maō tō* eignet sich vor allem für Patienten mit kräftiger Konstitution und einem relativ unempfindlichen Magen-Darm-Trakt.
kakkon tō	Das *shō* ähnelt stark dem von *maō tō*, der Patient hat jedoch eher eine durchschnittliche Konstitution und klagt typischerweise über Verspannungen im Schulter-Nacken-Bereich.
keishi tō	*Keishi tō* eignet sich für konstitutionell schwache/geschwächte Patienten. Die Rezeptur schmeckt angenehm und wird auch von Patienten mit einem empfindlichen Magen-Darm-Trakt gut vertragen. Typisch ist das verstärkte (spontane) Schwitzen.
maō bushi saishin tō	Diese Rezeptur ist wie *keishi tō* für konstitutionell geschwächte Patienten geeignet. Weiterhin bestehen ein ausgeprägtes Kälteempfinden und Atemwegsbeschwerden wie Husten und Schnupfen.
hochū ekki tō	*Hochū ekki tō* stimuliert das Immunsystem, kann Infektionen vorbeugen und gut bei wiederkehrenden Infektionen eingesetzt werden. Oft wird die Rezeptur im Rahmen eines prolongierten grippalen Infekts verwendet, wenn der Patient über Kraftlosigkeit, Müdigkeit oder Abgeschlagenheit berichtet. Der Appetit ist typischerweise reduziert.
bakomondo tō	Diese Rezeptur wird oft nach einem bereits überstandenen grippalen Infekt eingesetzt, wenn ein hartnäckiger (trockener) Husten fortbesteht.

Sodbrennen

Name der Rezeptur	Beschreibung des *shō* und Unterschiede zwischen den Rezepturen
rikkunshi tō	Bei Sodbrennen in Verbindung mit Symptomen wie Appetitlosigkeit, Müdigkeit/Erschöpfung, Übelkeit, Müdigkeit nach dem Essen, weichem Stuhlgang und Neigung zu Durchfällen und blasser Gesichtsfarbe ist *rikkunshi tō* eine gute Wahl.
ōren gedoku tō	*Ōren gedoku tō* wird bei Hitze- und Beklemmungsgefühl hinter dem Brustbein und im Bereich des oberen Abdomens verwendet. Die Patienten machen im Gegensatz zu *rikkunshi tō* einen kräftigen Eindruck, zeigen eine verstärkte Gesichtsrötung und neigen zu Nasenbluten und verspannten Schultern.

Durchfall

Name der Rezeptur	Beschreibung des *shō* und Unterschiede zwischen den Rezepturen
rikkunshi tō	*Rikkunshi tō* (und *ninjin tō*) sind durch eine Symptomkombination aus Appetitlosigkeit, Müdigkeit/Erschöpfung, Übelkeit, Unbehagen/Schmerzen im oberen Abdomen, Müdigkeit nach dem Essen, weichem Stuhlgang und Neigung zu Durchfällen und blasser Gesichtsfarbe gekennzeichnet. Charakteristisch für *rikkunshi tō* ist ein ausgeprägtes Völlegefühl im oberen Abdomen, was im Japanischen als *imotare* (dt. Stein im Magen) bezeichnet wird.
ninjin tō	*Ninjin tō* ist gegenüber *rikkunshi tō* zu bevorzugen, wenn der Patient neben der erwähnten Symptomkombination von einer ausgeprägten Kälteempfindlichkeit berichtet.
shinbu tō	Wie bei *ninjin tō* liegt eine Kombination aus Durchfällen und ausgeprägtem Kälteempfinden vor. Ein Völlegefühl im oberen Abdomen ist für *shinbu tō* allerdings eher untypisch.
keishi ka shakuyaku tō	Die Rezeptur eignet sich insbesondere für Patienten mit funktionellen Darmbeschwerden und Neigung zu Durchfällen bzw. weichem Stuhlgang. Weiterhin kann die Rezeptur bei abdominellen Krämpfen eingesetzt werden.

Verstopfung

Name der Rezeptur	Beschreibung des *shō* und Unterschiede zwischen den Rezepturen
dai kenchū tō	*Dai kenchū tō* kann wie *keishi ka shakuyaku daiō tō* bei abdominellen Schmerzen und Verstopfung genutzt werden. Zusätzlich besteht jedoch ein ausgeprägtes Kälteempfinden und die Konstitution entspricht dem Leere-Typ.
daiō botanpi tō	*Daiō botanpi tō* eignet sich für Patienten mit einer Konstitution vom Fülle-Typ, die neben einer ausgeprägten Verstopfung über abdominelle Schmerzen im Bereich des linken Unterbauchs klagen.
dai jōki tō	Entscheidend für die Auswahl der Rezeptur ist die Symptom-Trias aus Fülle-Konstitution, Verstopfung und mentalen Symptomen, wie Reizbarkeit oder Depression.

Bauchschmerzen

Name der Rezeptur	Beschreibung des *shō* und Unterschiede zwischen den Rezepturen
rikkunshi tō	Treten die Bauchschmerzen im Bereich des oberen Abdomens zusammen mit Symptomen wie Appetitlosigkeit, Müdigkeit/Erschöpfung, Übelkeit, weichem Stuhlgang und Neigung zu Durchfällen auf, kann *rikkunshi tō* verschrieben werden.
keishi bukuryō gan	*Keishi bukuryō gan* eignet sich bei Bauchschmerzen im Rahmen eines prämenstruellen Syndroms oder einer schmerzhaften Menstruation. Oft berichten die Patientinnen von einer Neigung zu Ödemen im Bereich der unteren Extremitäten, Schulter-Nacken-Verspannungen und Verstopfung.
keishi ka shakuyaku tō	Die Rezeptur eignet sich insbesondere bei Bauchschmerzen im Zusammenhang mit funktionellen Darmbeschwerden und Neigung zu Durchfällen bzw. weichem Stuhlgang.
dai kenchū tō	*Dai kenchū tō* kann bei abdominellen Schmerzen und Verstopfung genutzt werden. Zusätzlich besteht jedoch ein ausgeprägtes Kälteempfinden und die Konstitution entspricht dem Leere-Typ.
daiō botanpi tō	Der Patient präsentiert eine Konstitution vom Fülle-Typ und klagt über eine ausgeprägte Verstopfung sowie abdominelle Schmerzen im Bereich des linken Unterbauchs.

Kopfschmerzen

Name der Rezeptur	Beschreibung des *shō* und Unterschiede zwischen den Rezepturen
goshuyu tō	Neben Kopfschmerzen treten Symptome wie Übelkeit, Erbrechen und Kälteempfindlichkeit auf. Eine Verstärkung bzw. das Auslösen von Kopfschmerzattacken durch Kälte ist ebenfalls typisch.
kakkon tō	Neben Kopfschmerzen sind Verspannungen im Schulter-Nacken-Bereich vordergründig.
gorei san	Kopfschmerzen treten typischerweise vermehrt während regnerischem Wetter bzw. bei Wetterumschwüngen auf. Die Patienten sind oft übergewichtig, neigen zu Ödemen und berichten von Durst und Schwindel.
chōtō san	Diese Rezeptur wird vorwiegend für ältere Patienten mit Bluthochdruck, Blutdruckschwankungen und/oder Tinnitus verwendet. Die Kopfschmerzen treten meist frühmorgendlich auf und werden von einem ausgeprägten Schweregefühl begleitet.
keishi bukuryō gan	*Keishi bukuryō gan* eignet sich bei Kopfschmerzen in Verbindung mit gynäkologischen Beschwerden wie einem prämenstruellen Syndrom oder einer schmerzhaften Menstruation. Oft berichten die Patientinnen von einer Neigung zu Ödemen im Bereich der unteren Extremitäten, Schulter-Nacken-Verspannungen und Verstopfung.

Bluthochdruck

Name der Rezeptur	Beschreibung des *shō* und Unterschiede zwischen den Rezepturen
ōren gedoku tō	*Ōren gedoku tō* und *yoku kan san* ähneln sich hinsichtlich der mentalen Begleitsymptomatik (z. B. Reizbarkeit, Schlafstörungen). Das Indikationsspektrum von *ōren gedoku tō* umfasst darüber hinaus ein Hitze- und Beklemmungsgefühl hinter dem Brustbein und im Bereich des oberen Abdomens. Die Patienten machen einen kräftigen Eindruck, zeigen eine verstärkte Gesichtsrötung und neigen zu Nasenbluten und verspannten Schultern.
yoku kan san	Charakteristisch für *yoku kan san* ist sowohl eine starke mentale als auch körperliche Anspannung. Letztere macht sich beispielsweise durch nervöses Zucken der Gesichtsmuskulatur und einen generell erhöhten Muskeltonus bemerkbar.
hachimi gan	*Hachimi gan* und *chōtō san* werden vorrangig bei älteren Patienten verwendet, wobei *hachimi gan* zusätzlich für eine ganze Reihe weiterer Beschwerden verwendet wird (z. B. häufiges Wasserlassen, Rückenschmerzen, Tinnitus, Müdigkeit/Erschöpfung etc.).
chōtō san	*Chōtō san* eignet sich besonders bei frühmorgendlichen (dumpfen) Kopfschmerzen und Bluthochdruck. Der Appetit ist bei *chōtō san* im Gegensatz zu *hachimi gan* häufig reduziert.

Schlafstörungen

Name der Rezeptur	Beschreibung des *shō* und Unterschiede zwischen den Rezepturen
keishi ka ryūkotsu borei tō	Neben Ein- und Durchschlafstörungen berichten die Patienten typischerweise von Unruhe, Nervosität, Ängstlichkeit, Palpitationen, Hitzewallungen und Kälteempfindlichkeit.
sansōnin tō	Neben Schlafstörungen sind Unruhe und Nervosität vordergründig. Reizbarkeit, Hitzewallungen und Kälteempfindlichkeit treten eher nicht auf.
yoku kan san	Reizbarkeit und gestresstes Verhalten stehen neben den Schlafstörungen im Vordergrund.
ōren gedoku tō	Wie bei *keishi ka ryūkotsu borei tō* können Hitzewallungen auftreten, die Patienten zeigen jedoch eine kräftige Konstitution und neigen zu Beschwerden im Bereich des Verdauungstraktes wie Sodbrennen oder Magenschmerzen.

Gynäkologische Beschwerden

Name der Rezeptur	Beschreibung des *shō* und Unterschiede zwischen den Rezepturen
keishi bukuryō gan	*Keishi bukuryō gan* eignet sich bei gynäkologischen Beschwerden wie einem prämenstruellen Syndrom oder einer schmerzhaften Menstruation. In diesem Zusammenhang können Symptome wie eine Neigung zu Ödemen im Bereich der unteren Extremitäten, Schulter-Nacken-Verspannungen, Verstopfung oder ein Hitzegefühl im Kopfbereich auftreten.
tōki shigyaku san	Die Konstitution der Patientin tendiert im Gegensatz zu *keishi bukuryō gan* stärker in Richtung Leere. Die Patientin ist in der Regel blass und berichtet von Schwindel- und Ödemneigung. Die Rezeptur wird recht häufig bei unerfülltem Kinderwunsch genutzt. Aufgrund der guten Verträglichkeit kann die Rezeptur auch während der Schwangerschaft zur Linderung verschiedener schwangerschaftsassoziierter Beschwerden eingesetzt werden. Außerdem wird der Rezeptur eine schwangerschaftsstabilisierende Wirkung zugeschrieben.
kami shōyō san	*Kami shōyō san* kann bei vielfältigen Beschwerden im Rahmen der Wechseljahre eingesetzt werden: Schlafstörungen, Reizbarkeit, Müdigkeit/Lustlosigkeit, Hitzewallungen, verspannter Schulter-Nackenbereich, spontanes Schwitzen, Verstopfung und Juckreiz.
daiō botanpi tō	Die Rezeptur wird heute hauptsächlich bei Regelschmerzen eingesetzt. Die Patientinnen haben eine Fülle-Konstitution und leiden unter Verstopfung. Ursprünglich wurde *daiō botanpi tō* bei akuten, entzündlichen Prozessen im Magen-Darm-Trakt eingesetzt (z. B. Blinddarmentzündung).

Frage 15: Gibt es Belege für die Wirksamkeit von Kampō?

Im Idealfall ist die Wirksamkeit einer medizinischen Therapie im Rahmen wissenschaftlicher Studien überprüft bzw. nachgewiesen worden. Diesem Anspruch muss sich auch die Kampō-Medizin im 21. Jahrhundert stellen. Auch wenn selbst in der naturwissenschaftlich orientierten Medizin bei Weitem nicht alle Verfahren durch Studien überprüft wurden, ist es gerade für komplementäre Therapieansätze wie die Kampō-Medizin von erheblicher Bedeutung, einen Nachweis über die Wirksamkeit durch hochwertige Studien vorweisen zu können, um überhaupt ernst genommen zu werden. Mittlerweile gibt es jedoch eine Reihe klinischer Wirksamkeitsbelege für verschiedene Kampō-Rezepturen, die im Folgenden vorgestellt werden, da sie ein wertvoller Anhaltspunkt für die Auswahl von Rezepturen in der Praxis sein können. Allerdings muss beachtet werden, dass in der Mehrzahl der Fälle nur die Wirksamkeit bezüglich eines einzelnen Symptoms oder einer schulmedizinischen Diagnose untersucht wurde. Die für die Kampō-Medizin charakteristischen diagnostischen Verfahren (z. B. Bauchdeckendiagnostik) oder theoretischen Konzepte (z. B. *shō* oder acht Leitkriterien) werden in wissenschaftlichen Studien kaum bis gar nicht berücksichtigt.[37] Das volle Potenzial entfaltet eine Rezeptur jedoch erst, wenn sie entsprechend ihres *shō* angewendet wird. Es sollte also darauf geachtet werden, dass die Berücksichtigung solcher Studienergebnisse in der Praxis nicht zu einer plakativen und standardisierten Verwendung von Rezepturen führt (z. B. *kakkon tō* bei einem grippalen Infekt). Nach Möglichkeit sollte man deshalb immer mehr als nur ein Symptom für die Rezepturauswahl berücksichtigen und Evidenzen eher als eine Orientierungshilfe betrachten.

[37] vgl. Watanabe et al. 2011

Tabelle 7: Evidenzen für Kampō-Rezepturen

Rezeptur	Symptom/Diagnose	Evidenz
rikkunshi tō	Sodbrennen	Suzuki et al. 2014
dai kenchū tō	postoperativer Darmverschluss	Endo et al. 2006
bakumondō tō	postinfektiöser prolongierter Husten	Irifune et al. 2011
	COPD: Reduktion der Hustenfrequenz	Mukaida et al. 2011
hochū ekki tō	Müdigkeit, körperliche Schwäche bei älteren Patienten	Satoh 2005
goshuyu tō	Kopfschmerzen und Begleitsymptome	Odaguchi et al. 2006
chōtō san	leichte bis mittelschwere Demenz	Suzuki et al. 2005
bōfū tsūshō san	Kampō zur Gewichtsreduktion	Hioki et al. 2004
ōren gedoku tō	Gesichtsrötung/Hitzegefühl bei Hypertonie	Arakawa et al. 2006

Eine Möglichkeit, das *shō*-Konzept im Rahmen wissenschaftlicher Studien zu berücksichtigen, bietet das sogenannte „responder-limited design". Dieses wurde beispielsweise von Odaguchi et al. 2006 zur Überprüfung der Effektivität von *goshuyu tō* bei der Prävention von Kopfschmerzattacken verwendet. Bei Verwendung des „responder-limited design" wird die Studie in zwei Abschnitte gegliedert (s. Abb. 23). In Phase 1 erhält eine Gruppe von Patienten, bei denen eine bestimmte Hauptdiagnose (z. B. Spannungskopfschmerz) gestellt wurde und die weitere ausgewählte Nebensymptome zeigen (z. B. Kältegefühl, Schulterverspannung oder Menstruationsbeschwerden), die zu untersuchende Rezeptur. Die Nebensymptome stehen dabei in keinem ätiologischen Zusammenhang mit der Hauptdiagnose und sind im *shō* der verwendeten Rezeptur enthalten.

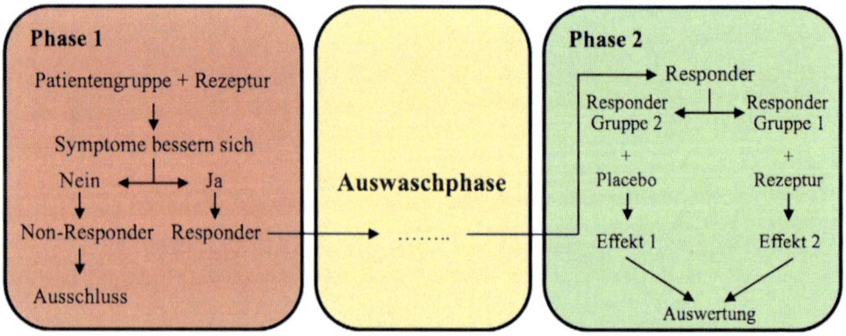

Abbildung 23: Responder-basiertes Studiendesign

Im nächsten Schritt wird untersucht, bei welchen Patienten sich die Haupt- und Nebensymptome durch die Einnahme der Rezeptur bessern (= Responder). Nur diese Responder werden in Phase 2 berücksichtigt. Zwischen Phase 1 und 2 findet außerdem eine sogenannte Auswaschphase statt, in der den Patienten keine Rezeptur verabreicht wird, um sicherzustellen, dass sich keine Kampō-Drogen mehr im Organismus befinden, wenn Phase 2 beginnt. In Phase 2 wird mit den Respondern die eigentliche Studie durchgeführt. Dies hat den Vorteil, dass nur bei den Patienten die Wirksamkeit einer Rezeptur untersucht wird, die auch das entsprechende *sho* aufweisen, was durch das Ansprechen der Symptome auf die Medikamentengabe in Phase 1 gewährleistet wird.

Frage 16: Welche Nebenwirkungen haben Kampō-Rezepturen?

Kampō-Rezepturen sind Vielstoffgemische, die sich aus mehreren Einzeldrogen zusammensetzen, wovon jede für sich nochmals eine Vielzahl von Wirkstoffen enthält. In den vergangenen Jahren hat man große Anstrengungen unternommen, die wirksamen Bestandteile verschiedener Rezepturen zu identifizieren und das jeweilige Wirkprofil zu erklären. Nichtsdestotrotz ist es bis heute schwierig, die komplexen Interaktionen der verschiedenen Einzelsubstanzen einer Rezeptur nachzuvollziehen. Ein Hauptproblem ist, dass es trotz genauer Aufschlüsselung der Einzelkomponenten schwer ist, deren Bedeutung im Kontext der gesamten Rezeptur zu analysieren. Beispielsweise kann nicht einfach von der Konzentration der einzelnen Bestandteile auf deren Bedeutung für die Wirkung der Rezeptur geschlossen werden. Ein Inhaltsstoff mag vielleicht keine direkte Wirkung auf den Organismus haben, trotzdem kann er für die Gesamtwirkung entscheidend sein, da er die Wirkung anderer Bestandteile verstärkt, modifiziert oder Nebenwirkungen reduziert. So hat Ephedrae Herba mit Gypsum fibrosum in der Rezeptur *makyō kan seki tō* eine schweißreduzierende Wirkung, in Kombination mit Cinnamoni Cortex, wie z. B. in der Rezeptur *maō tō*, wirkt es jedoch schweißfördernd.

Angesichts dieser komplexen und bis jetzt nicht komplett geklärten Interaktionen ist es naheliegend, dass von den bekannten Nebenwirkungen einzelner Komponenten nicht auf die Nebenwirkungen der gesamten Rezeptur geschlossen werden kann. Dennoch liefert die Analyse der Nebenwirkungen einzelner Bestandteile wichtige Informationen, die uns helfen, das Nebenwirkungspotenzial einer Rezeptur abzuschätzen, zumal es kaum Studien gibt, die die Nebenwirkungen einer gesamten Rezeptur untersucht haben. Bis entsprechende Studien durchgeführt werden, bleiben weiterhin die Erfahrungen, welche über die Jahrhunderte im Umgang mit den verschiedenen Rezepturen gesammelt wurden, Grundlage für unser Verständnis potenzieller Nebenwirkungen. Tatsache ist jedoch, dass sich Kampō-Rezepturen bei adäquater Auswahl und korrekter Anwendung durch ihre gute Verträglichkeit auszeichnen und prinzipiell sehr nebenwirkungsarm sind.

Die folgende Auflistung des Nebenwirkungsspektrums verschiedener Einzeldrogen und Rezepturen soll diese Aussage nicht relativieren, sondern die Grundlage für eine höchstmögliche Sicherheit bei der Anwendung sein. Bis auf einige klare Kontraindikationen handelt es sich bei den meisten Nebenwirkungen um mögliche Reaktionen, die meist bei Langzeitanwendung über 2–3 Monate auftreten und durch regelmäßige Kontrolluntersuchungen (z. B. Überwachung von Blutdruck oder bestimmten Blutwerten) gut handhabbar sind. Natürlich kann an dieser Stelle nur eine Auswahl möglicher Nebenwirkungen, Kontraindikationen oder Wechselwirkungen vorgestellt werden. Dieses Kapitel soll somit auch nicht einem Beipackzettel gleichen, der den Nutzer nach dem Lesen mit einem mulmigen Gefühl zurücklässt. Es geht vielmehr darum zu verdeutlichen, dass auch pflanzliche Arzneien, die oftmals als ungefährlich dargestellt werden, Nebenwirkungen haben können. Eine andere Denkweise ist unseriös und womöglich schädlich für den Nutzer. Gerade beim Umgang mit sogenannten sanften Therapieformen, denen Patienten oftmals erheblich mehr Vertrauen entgegenbringen als den konventionellen Methoden der naturwissenschaftlich orientierten Medizin, ist es wichtig, diesem Vertrauensvorschuss mit Professionalität und Umsicht zu begegnen. Im Zweifelsfall ist daher immer ein erfahrener Arzt oder auch Apotheker zu Rate zu ziehen.

Die Erstverschlechterung

Von den tatsächlichen Nebenwirkungen, die bei einer Therapie mit Kampō-Rezepturen auftreten können, sind Symptome oder Veränderungen verschiedener Körperfunktionen im Rahmen der sogenannten *Erstverschlechterung* abzugrenzen. Der Begriff Erstverschlechterung kann folgendermaßen definiert werden: Er bezeichnet das temporäre Auftreten von Symptomen (z. B. weicher Stuhlgang, verstärktes Schwitzen) zu Beginn einer Kampō-Therapie, welche unter Umständen zu einer Verschlechterung des Allgemeinbefindens des Patienten führen, aber auf die einsetzende positive Wirkung der Rezeptur hinweisen.

Ob und welche Symptome letztlich auftreten, ist wie ihre Dauer individuell sehr unterschiedlich. Häufig werden von den Patienten Veränderungen des Stuhlgangs (weicher Stuhlgang und leichter Durchfall), vermehrtes Schwitzen oder eine veränderte Harnmenge berichtet. Den Symptomen ist gemein, dass sie in der Regel nur mild ausgeprägt sind, in ihrer Intensität nicht weiter zunehmen und zeitlich auf einige Tage begrenzt sind. Anders als es der Begriff Erstverschlechterung vielleicht suggerieren mag, sind diese Reaktionen des Körpers auf die Einnahme der Rezeptur zu Beginn der Therapie nichts Schlechtes oder Ungewöhnliches, sondern ein positives Zeichen, da sie auf die einsetzende Wirkung der Rezeptur hinweisen.

Nebenwirkungen durch falsche Handhabung der Rezeptur

Nebenwirkungen, die durch eine falsche Handhabung einer Rezeptur auftreten, sind auf Fehler bei der Dosierung von Einzeldrogen, der Einnahme und Zubereitung des Dekokts bzw. auf die Auswahl der falschen Rezeptur zurückzuführen.

Bei einigen Rezepturen ist es notwendig, die Dosierung bestimmter Einzeldrogen individuell festzulegen. Zu diesen Drogen zählen u. a. Aconiti Radix und Rhei Radix, deren unsachgemäße Dosierung zu erheblichen Nebenwirkungen führen kann. In beiden Fällen sollte zu Therapiebeginn durch den Therapeuten eine geringe Dosis (Aconiti Radix: 0,5 g und Rhei Radix: 0,5 g) ausgewählt werden, die dann im Verlauf bedarfsweise gesteigert werden kann (Aconiti Radix: 1,5 bis 2 g und Rhei Radix: bis 5,0 g). Besondere Vorsicht gilt auch im Umgang mit Granulaten von Rezepturen, die diese Drogen enthalten, da nachträglich keine Modifikation der Einzeldosis mehr möglich ist.

Gerade der Umgang mit dem Dekokt als Darreichungsform kann sich für den Patienten als problematisch gestalten und bietet verschiedene Fehlerquellen (Einnahmezeitpunkt, Kochzeit, Wassermenge etc.). Deshalb sollte vor allem bei der erstmaligen Anwendung und dem Auftreten von Nebenwirkungen auch die Möglichkeit von Fehlern bei der Zubereitung und Einnahme seitens des Patienten in Betracht gezogen werden.

Auswahl der falschen Rezeptur

Am wichtigsten für die gute Verträglichkeit einer Kampō-Rezeptur ist die möglichst genaue Übereinstimmung zwischen dem *shō* von Patient und Rezeptur. Die Komplikationen, die mit der Auswahl einer falschen Rezeptur bzw. der Fehlinterpretation des *shō* verbunden sind, zeigen, wie sehr Wirkung und Nebenwirkung einer Rezeptur davon abhängen, bei welchem Individuum sie zur Anwendung kommt. Wie unter Frage 18 erklärt wurde, ist es möglich, dass verschiedene Therapeuten beim selben Patienten auf unterschiedliche Rezepturen zurückgreifen und auf unterschiedlichen Wegen eine Besserung der Beschwerden herbeiführen. Bei genauerer Betrachtung der ausgewählten Rezepturen wird man jedoch feststellen, dass sie sich in gewissen Aspekten ähneln. Beispielsweise werden Rezepturen für geschwächte Patienten eher kräftigend sein und bei Patienten mit einem empfindlichen Magen in der Regel nicht schwer verdauliche Einzeldrogen wie Ephedrae Herba oder Rhemania Radix enthalten. Auf der anderen Seite erhalten Patienten mit einer kräftigen Konstitution und Neigung zu Verstopfung Rezepturen, die abführende Einzeldrogen wie Rhei Radix beinhalten. Berücksichtigt der Therapeut nicht die Konstitution seines Patienten, kommt es wesentlich häufiger zu Nebenwirkungen bzw. es stellt sich kein zufriedenstellender Therapieeffekt ein. Gerade Patienten mit einer schwachen Konstitution klagen in diesem Zusammenhang häufig über Nebenwirkungen, die den Gastrointestinaltrakt betreffen, wie z. B. Appetitlosigkeit, Übelkeit, Durchfall oder Bauchschmerzen. Um dem vorzubeugen, sollten gerade bei Patienten mit einem empfindlichen Verdauungssystem Rezepturen mit folgenden Einzeldrogen, wenn überhaupt, nur nach sorgfältiger Überlegung eingesetzt werden: Ephedrae Herba, Rhemanniae Radix, Rhei Radix und Gypsum fibrosum.

Allergische Reaktionen und gastrointestinale Unverträglichkeit

Allergische Reaktionen unter Einnahme von Kampō-Rezepturen treten häufiger bei Patienten auf, die bereits an Allergien oder einer Erkrankung des rheumatischen Formenkreises leiden. Häufige allergische Reaktionen sind Hautveränderungen wie Ausschlag, Pusteln und Juckreiz. Diese Nebenwirkungen treten in der Regel schon kurze Zeit nach Beginn der Einnahme auf. In diesem Fall ist die Rezeptur sofort abzusetzen und nach dem auslösenden Inhaltsstoff zu suchen. Prinzipiell können alle Kampō-Drogen allergische Reaktionen auslösen, in der Praxis sind jedoch vor allem Cinnamomi Cortex, Rehmanniae Radix, Ginseng Radix und Scutellariae Radix besonders häufig der Auslöser für allergische Reaktionen.

Bei der Verwendung von Rezepturen, welche Ephedrae Herba, Rehmanniae Radix, Angelicae Radix, Gypsum fibrosum oder Cnidii Rhizoma enthalten, kann es bei Patienten mit einem empfindlichen Verdauungssystem zu Nebenwirkungen wie Übelkeit, Erbrechen, Appetitlosigkeit oder Durchfall kommen. Falls diese Nebenwirkungen in milder Ausprägung auftreten, kann die Rezeptur beispielsweise nach statt vor den Mahlzeiten eingenommen werden. In jedem Fall sollte überprüft werden, ob eventuell das *shō* des Patienten falsch bestimmt wurde, zumal die Empfindlichkeit des Verdauungssystems ein wichtiger Aspekt ist, der immer berücksichtigt werden sollte.

Nebenwirkungen bestimmter Einzeldrogen

Leider gibt es bis auf einige Ausnahmen kaum Studien, die mögliche Interaktionen und Nebenwirkungen von Kampō-Rezepturen untersuchen. Dennoch lässt sich das potentielle Nebenwirkungsspektrum anhand der enthaltenen Einzeldrogen abschätzen. Es muss allerdings hervorgehoben werden, dass die Nebenwirkung der Rezeptur als Ganzes nicht einer Auflistung der Nebenwirkungen der Einzeldrogen entspricht. Um für Patient und Therapeut ein höchstmögliches Maß an Sicherheit im Umgang mit Kampō-Rezepturen zu schaffen, empfiehlt es sich jedoch, ausgehend vom Nebenwirkungsspektrum der Einzeldrogen im Zweifelsfall von der Anwendung einer Rezeptur abzusehen. Besonders hervorzuheben sind in diesem Zusammenhang Ephedrae Herba, Glycyrrhizae Radix, Aconiti Radix und Rhei Rhizoma. Ephedrae Herba sollte beispielsweise nicht bei bekannter Erkrankung der Herzkranzgefäße oder einem vergangenen Herzinfarkt eingesetzt werden, da es unter Einnahme dieser Einzeldroge zu Herzrasen, Blutdruckanstieg und Herzrhythmusstörungen kommen kann. Unter Anwendung von Rhei Rhizoma, das eine stark abführende Wirkung hat, kann es vor allem bei Missachtung der richtigen Dosierung oder zu schneller Dosissteigerung zu Nebenwirkungen wie Durchfall, Völlegefühl oder Bauchschmerzen kommen. Die langsame Dosissteigerung ist in diesem Zusammenhang vor allem deshalb wichtig, da Patienten sehr unterschiedlich auf die Einnahme reagieren. Ein anderes Beispiel ist Aconiti Radix, welche das Alkaloid Aconitin enthält, das als Nervengift wirken kann. Aufgrund des hohen Nebenwirkungspotenzials wird diese Einzeldroge aufwändig vorbehandelt, wobei durch das Erhitzen eine deutliche Reduktion der Giftigkeit und eine bessere Verträglichkeit erreicht wird. Nebenwirkungen wie Übelkeit, Erbrechen, Herzrasen, ein Taubheitsgefühl im Mundbereich, Unruhe oder Schlaflosigkeit treten in erster Linie bei unsachgemäßer Zubereitung des Dekoktes (Kochzeit beachten) oder bei falscher Dosierung auf.

Eine weitere wichtige Anmerkung muss an dieser Stelle für die Einzeldroge Asari Radix (jap. *saishin*) gemacht werden, die in vielen wichtigen Rezepturen wie *shō seiryū tō* oder *maō bushi saishin tō* enthalten ist. Entsprechend den aktuellen juristischen Vorgaben ist *saishin* in Deutschland noch verboten. Dieses Verbot geht auf die in der Pflanzengattung Asarum (dt. Haselwurzen) enthaltene Aristolochiasäure zurück, für die unter anderem ein nierenschädigender und krebsauslösenden Effekt nachgewiesen wurde. In Japan ist *saishin* hingegen nicht verboten und wird als sicher eingestuft. Dies ist darauf zurückzuführen, dass der in der Kampō-Medizin verwendete Pflanzenteil (Wurzel) fast keine oder nur Spuren von Aristolochiasäure enthält.[38] Dieser Umstand wurde bei dem generellen Verbot der Anwendung von Asarum nicht hinreichend berücksichtigt. Das Verbot spiegelt in diesem Sinne nicht das tatsächlich Gefahrenpotenzial wider, muss bei der Anwendung von Rezepturen, die *saishin* enthalten, allerdings beachtet werden. Die in diesem Buch aufgeführten Rezepturen sind deshalb ohne die Einzeldroge Asari Radix einzusetzen. Ich möchte gleichzeitig betonen, dass sich diese Aussagen auf die Anwendung von Asari Radix in der Kampō-Medizin beschränken, die Verwendung im Rahmen der TCM ist unter anderem deshalb davon abzugrenzen, da hier auch andere Pflanzenteile verwendet werden können.

Eine ausführliche Beschreibung aller Neben- und Wechselwirkungen kann im Rahmen dieses Buches nicht geliefert werden und bleibt dem zuständigen Apotheker und behandelnden Arzt überlassen. Wichtig an dieser Stelle ist jedoch das Verständnis dafür, dass auch Kampō-Rezepturen Nebenwirkungen haben können. Sie sind jedoch eher selten, sodass Kampō-Rezepturen bei sorgfältiger Auswahl und sachgerechtem Umgang in der Regel hervorragend vertragen werden.

[38] Vgl. Ramalingam et al. 2015 und vgl. Ramesh et al. 2009; eine entsprechende Anmerkung findet sich auch im Quellenverzeichnis.

Frage 17: Darf Kampō während Schwangerschaft und Stillzeit eingesetzt werden?

Da für die Verwendung von Kampō-Rezepturen während der Schwangerschaft bisher keine umfassenden Studienergebnisse vorliegen, ist es notwendig, auf Erfahrungen zurückzugreifen, die über Jahrhunderte hinweg im Umgang mit den verschiedenen Rezepturen gesammelt wurden. Ausgehend davon ist während der Schwangerschaft und Stillzeit auf Rezepturen zu verzichten, die eine oder mehrere der folgenden Einzeldrogen enthalten (s. Tab. 8). Die Empfehlung zum Verzicht auf die jeweilige Einzeldroge beruht dabei in den meisten Fällen darauf, dass sie die Kontraktilität der Gebärmutter beeinflussen oder über die Muttermilch vom Neugeborenen aufgenommen werden können. So kann die Einnahme von Rezepturen, die Rhei Rhizoma enthalten, während der Stillzeit zu Durchfällen beim Säugling führen. Beachtet man diese Einschränkungen, können Kampō-Rezepturen eine wertvolle Therapieoption vor und zu Beginn der Schwangerschaft sein. Beispielsweise wird *tōki shakuyaku san* bei unerfülltem Kinderwunsch eingesetzt. Darüber hinaus eignen sich Rezepturen wie *keishi bukuryō gan* zur Beschwerdelinderung bei Endometriose, einer der häufigsten Ursachen der weiblichen Unfruchtbarkeit.

Tabelle 8: Einzeldrogen, die in der Schwangerschaft nicht genutzt werden sollten

Name Latein	Name Japanisch	Name Latein	Name Japanisch
Fructus Evoidae	*goshuyu*	Cortex Moutan	*botanpi*
Tuber Arsisaematis	*tennanshō*	Semen Persicae	*tōnin*
Rhei Rhizoma	*daiō*	Radix Trichosanthis	*karokon*
Radix Aconiti	*bushi*	Natrium sulfuricum	*bōshō*
Achyranthis Radix	*goshitsu*	Carthami Flores	*kōka*

Frage 18: Was ist das Wirkprinzip der Kampō-Medizin?

In diesem Abschnitt soll es nicht um eine Auseinandersetzung mit den vielfältigen pharmakologischen Interaktionen zwischen Kampō-Rezeptur und menschlichem Körper gehen. Stattdessen ist es das Ziel, den grundlegenden therapeutischen Ansatz der Kampō-Medizin greifbar zu machen.

Zur Visualisierung des Wirkprinzips der Kampō-Medizin wird im Folgenden die in Abbildung 24 dargestellte Figur verwendet. Diese soll die komplexe Interaktion zwischen Patient und Rezeptur stark vereinfacht darstellen. Teil (a) der Abbildung zeigt drei Zustände, in denen sich unser Organismus (hier dargestellt durch eine blaue Kugel) befinden kann: Gesundheit (= Homöostasebereich), Krankheit und Tod. Wie hier gezeigt, befindet sich unser Organismus im Normalfall im Homöostasebereich: Wir sind gesund. Die Breite dieses Homöostasebereiches

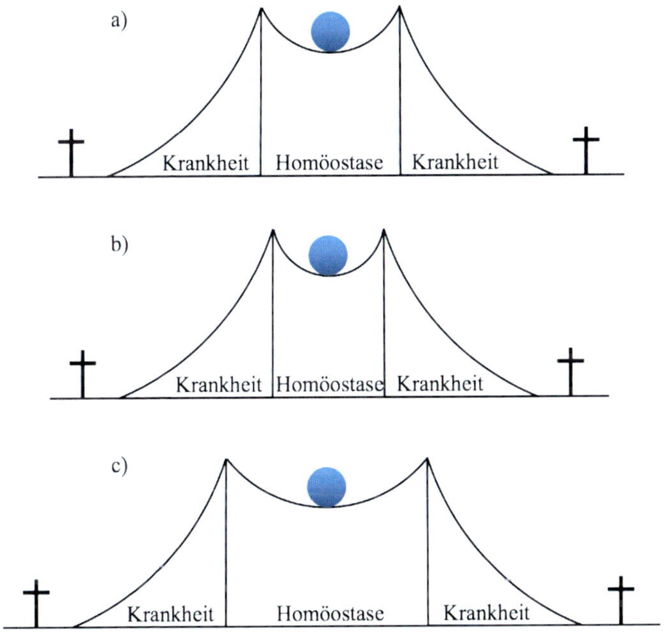

Abbildung 24: Wirkprinzip der Kampō-Medizin Teil 1

visualisiert die Regulations- und Widerstandsfähigkeit unseres Organismus. So verfügen mache Menschen über einen schmalen (b) und andere über einen breiten Homöostasebereich (c).

Im Alltag sind wir verschiedenen negativen und positiven Reizen ausgesetzt. Einige dieser negativen Reize werden in Abbildung 25 dargestellt. Obwohl wir ständig solchen Reizen in mehr oder weniger großem Maße ausgesetzt sind, befindet sich unser Organismus trotzdem meistens innerhalb des Homöostasebereichs.

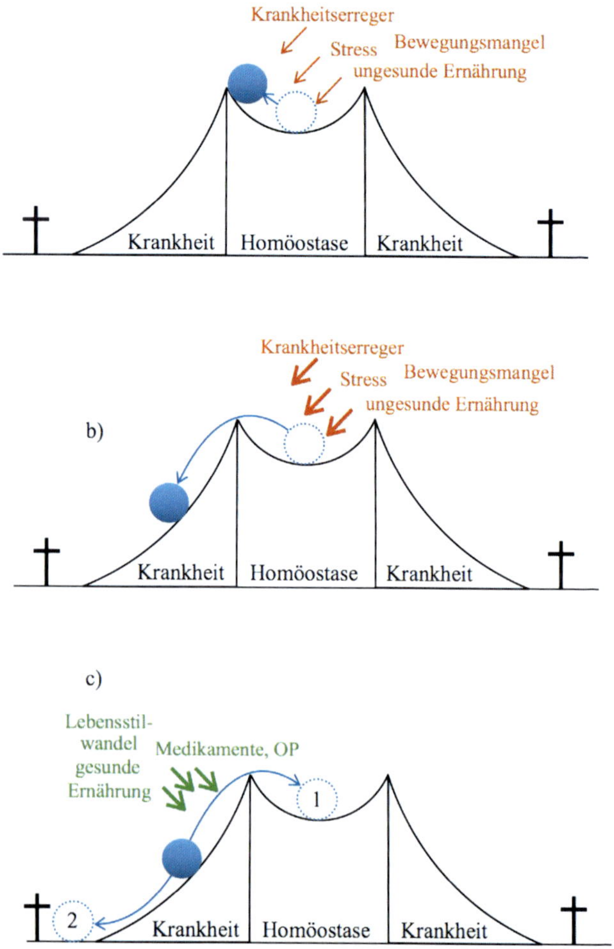

Abbildung 25: Wirkprinzip der Kampō-Medizin Teil 2

Sind wir jedoch zu starken bzw. zu vielen negativen Reizen ausgesetzt oder verfügen nur über einen schmalen Homöostasebereich, werden wir krank (s. Abb. 26 a). Aus diesem Zustand ist es uns möglich, durch die Mobilisierung von Selbstheilungskräften (z. B. beim grippalen Infekt), Lebenswandel oder durch Zuhilfenahme von Medikamenten (z. B. Antibiotika bei Lungenentzündung) wieder in den Homöostasebereich zurückzukehren. Verfügen wir über keine ausreichenden Selbstheilungskräfte oder Therapiemöglichkeiten, kann sich entweder ein neuer Homöostasebereich (z. B. im Fall von chronischen Erkrankungen) ausbilden (s. Abb. 26 c) oder wir sterben (s. Abb. 26 b).

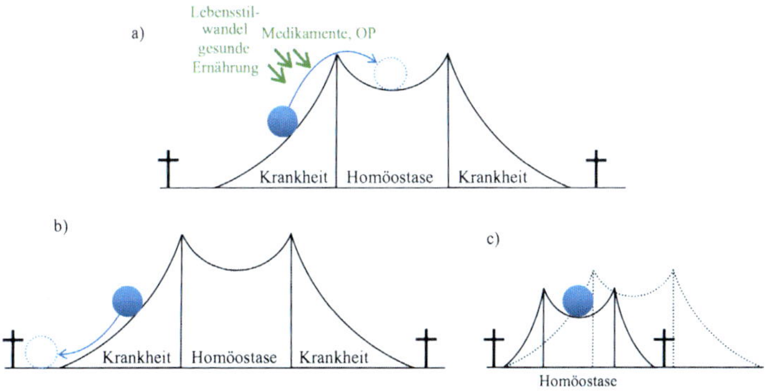

Abbildung 26: Wirkprinzip der Kampō-Medizin Teil 3

Das grundlegende therapeutische Prinzip der Kampō-Medizin beruht nicht nur darauf, dass durch den Einsatz der verschiedenen Rezepturen im Krankheitsfall ein Organismus wieder in den Homöostasebereich überführt werden kann. Kampō ist außerdem in der Lage, aktiv die Gesundheit zu fördern bzw. zu erhalten. So können wir bis zu einem gewissen Grad den Effekt negativer Reize ausgleichen oder Kampō-Rezepturen präventiv nutzen, indem durch den längerfristigen Einsatz der Homöostasebereich verändert wird, wodurch sich wiederum die Widerstandsfähigkeit des Organismus gegenüber negativen Umweltreizen verbessert. Wie dies im Einzelnen funktioniert, wird im Folgenden näher erläutert.

In Abbildung 27 blicken wir von oben auf die Darstellung in Abbildung 24, wobei sich drei verschiedene Ausgangssituationen (I bis III) für eine Therapie mit Kampō-Rezepturen zeigen. Das Ziel der Therapie ist es, den Zustand des Patienten (verschiedenfarbige Punkte) wieder in den Homoöstasebereich zu überführen, welcher der hellgrünen Fläche in der Mitte entspricht. Im Falle von Situation I (grüner Kreis) ist der Patient krank und zeigt entsprechende Symptome. Ausgehend von diesem Zustand wird eine Rezeptur ausgewählt, wodurch sich das Befinden bessert und der Organismus wieder in den Homöostasebereich zurückkehrt. Situation II stellt ein Zwischenstadium (*mibyō*) dar. Das heißt, dass der Patient zwar nicht krank, aber auch nicht wirklich gesund ist (siehe dazu auch Frage 5). Obwohl diese Patienten aus Sicht der wissenschaftlich orientierten Medizin nicht krank sind, können sie dennoch mit Kampō-Rezepturen behandelt werden, da für die Auswahl der Rezeptur nicht die Klassifikation des Zustands (gesund/krank), sondern die Symptome entscheidend sind. Die Situation III stellt einen im Vergleich zu I komplizierten Therapieverlauf dar, wobei verschiedene Rezepturen zum Einsatz kommen. Gerade bei chronischen Erkrankungen ist dieser Fall jedoch nicht untypisch. Oft wird im Verlauf einer Therapie mit Kampō-Rezeptur entsprechend der Änderung der Symptome auch die Rezeptur angepasst, wodurch sich der Zustand des Patienten sukzessive bessert. So wie sich der Zustand des Patienten durch die Auswahl der richtigen Rezeptur bessert, so kann sich der Zustand unter Einnahme einer unpassenden Rezeptur allerdings auch verschlechtern (s. IIIa).

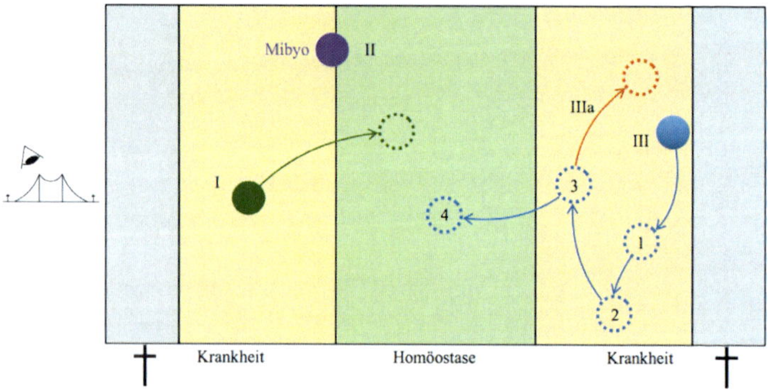

Abbildung 27: Wirkprinzip der Kampō-Medizin Teil 4

Bei der Auswahl der passenden Rezeptur kommen entsprechend dem Therapieschwerpunkt und der Erfahrung des Therapeuten oftmals mehrere Rezepturen in Frage. Wie in Abbildung 28 gezeigt, kommt es nicht selten vor, dass verschiedene Therapeuten („Grün“ und „Blau“) unterschiedliche Rezepturen für ein und denselben Patienten auswählen. Dies heißt nicht zwangsläufig, dass nur Therapeut „Blau“ bzw. Therapeut „Grün“ richtig liegt. Stattdessen schlagen sie unterschiedliche Wege ein, die am Ende meist jedoch zu einem ähnlichen Resultat führen. Dies ist dadurch möglich, dass die Therapie mit Kampō-Rezeptur ein dynamischer Prozess ist, wobei auf die individuellen Reaktionen eines Patienten eingegangen werden muss.

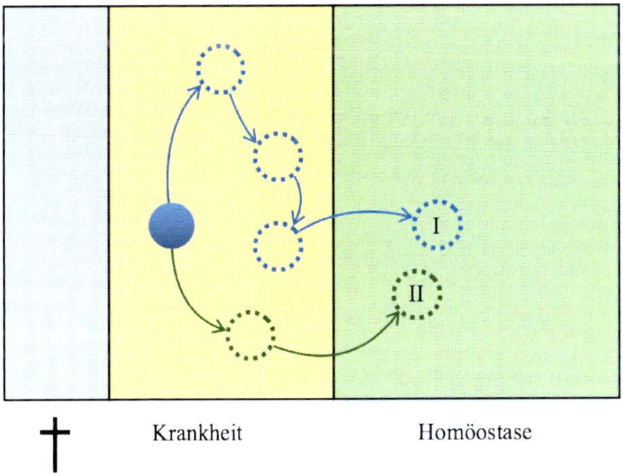

Abbildung 28: Wirkprinzip der Kampō-Medizin Teil 5

Durch regelmäßige Untersuchungen wird die aktuelle Situation des Patienten im Therapieverlauf erfasst und gegebenenfalls die Medikation angepasst. Wie oft eine solche Anpassung erfolgen muss, ist von Patient zu Patient sehr unterschiedlich und auch von der Expertise des Therapeuten und der Rezepturauswahl abhängig. So braucht der grüne Therapeut im Beispiel der Abbildung 29 nur eine, der Therapeut „Blau“ jedoch drei Rezepturen, um die Beschwerden des Patienten zu therapieren. Die Tatsache, dass am Ende beide Therapeuten erfolgreich sind, soll zusätzlich unterstreichen, dass es oft mehrere Therapieansätze geben kann.

Frage 19: Was ist *shō* 証?

Im Rahmen der vorherigen Fragen wurde bereits vielfach der Terminus *shō* erwähnt. Der folgende Abschnitt widmet sich nun völlig diesem wichtigen Konzept der Kampō-Medizin. Das Ziel ist es, das *shō*-Konzept vorzustellen, verschiedene Anwendungsmöglichkeiten zu erläutern und so ein Verständnis für dieses zentrale Konzept zu vermitteln. Dafür werden zunächst die grundlegende Bedeutung sowie die verschiedenen Charakteristika des *shō*-Konzeptes erläutert und anschließend zwei spezielle Möglichkeiten vorgestellt, das *shō* eines Patienten zu bestimmen. Dabei handelt es sich zum einen um das *shō nach Symptomkomplexen* und zum anderen um das *shō nach Leitbefunden*. Das *shō* nach Leitbefunden richtet sich vor allem an Therapeuten, die sich nicht mit den komplexen klassischen diagnostischen und therapeutischen Konzepten auseinandersetzen möchten bzw. können, da es für die Rezepturauswahl lediglich auf die subjektiven und objektiven Befunde aus Anamnese und körperlicher Untersuchung zurückgreift. Das *shō* nach Symptomkomplexen hingegen berücksichtigt klassische diagnostische und therapeutische Konzepte wie *ki*, *ketsu*, *sui* und ermöglicht es dem Anwender, die Rezeptur in ihrem vollen Umfang zu nutzen.[39]

---

[39] Eine weitere Möglichkeit der *shō*-Definition wurde bereits unter Frage 6 mit der Auswahl einer Rezeptur nach vorliegender Evidenz erläutert. Wichtig ist in diesem Zusammenhang, dass die Bestimmung des *shō* im Wesentlichen darauf abzielt, <u>einem</u> Patienten mit verschiedenen Beschwerden <u>eine</u> bestimmte Rezeptur zuzuordnen. Die einfachste Form dieser Zuordnung ist die von einer bestimmten klinischen Evidenz ausgehende. Das heißt, dass in einer hochwertigen Studie herausgefunden wurde, dass die Rezeptur X bei den Beschwerden Y Wirksamkeit zeigt und verschrieben werden kann. Diese Anwendung entspricht natürlich nicht dem klassischen *shō*-Konzept. Es zeigt jedoch die Flexibilität und Möglichkeit zur Weiterentwicklung des *shō*-Begriffs.

Grundlegende Erläuterungen zum shō-*Konzept*[40]

Das *shō* 証 ist ein Begriff, welcher im Kontext der Kampō-Medizin vereinfacht als *Befund/Symptom(-Verknüpfung)* übersetzt werden kann. Tatsächlich handelt es sich jedoch um einen komplexen Terminus, der nicht durch ein einzelnes deutsches Wort erfasst werden kann. Der Begriff *shō* kann am ehesten als Verknüpfung der im Rahmen der Diagnostik erhobenen subjektiven und objektiven Befunde eines Patienten verstanden werden, die einer bestimmten Rezeptur entsprechen bzw. durch die jeweilige Rezeptur therapiert werden können. Aufgrund der komplexen Definition wird im Folgenden zur besseren Lesbarkeit stets der japanische Begriff verwendet. Wichtig für ein tiefergehendes Verständnis ist, sich die Mehrdeutigkeit des *shō* vor Augen zu führen. Es entspricht gleichzeitig dem Anwendungsbereich einer Rezeptur UND den Beschwerden eines Patienten. Man kann also sowohl von dem *shō* des Patienten als auch vom *shō* einer Rezeptur sprechen. In beiden Fällen handelt es sich dabei nicht um eine einfache Aneinanderreihung verschiedener Symptome, sondern um eine charakteristische *Verknüpfung verschiedener Befunde.* Vereinfacht gesagt, geht es bei der Rezepturauswahl in der Kampō-Medizin also darum, diejenige Rezeptur mit dem passenden *shō* zu finden, welche das *shō* des Patienten adäquat therapiert. Wir sollten uns somit letztlich die Frage stellen, welche Rezeptur ein *shō* aufweist, das den Symptomen des Patienten am ehesten entspricht. Die Schwierigkeit liegt hierbei in der großen, aber nicht unbegrenzten Anzahl an Rezepturen. Um diese Denkweise besser zu verstehen, soll die Verknüpfung von *shō* und Rezeptur am folgenden Beispiel näher erläutert werden.

Der Patient Herr S. stellt sich am Montagmorgen bei seinem Hausarzt Dr. K. vor und berichtet, dass er seit dem Vortag an Kopfschmerzen, Gliederschmerzen, leichtem Fieber und Empfindlichkeit gegenüber Wind und Kälte leide. Dr. K. fragt den Patienten, ob er wie immer essen könne. Herr S. antwortet, dass er ja schon seit jeher

[40] Das *shō*-Konzept wird eigentlich als *shō-hō*-Konzept bezeichnet, wobei *hō* einfach als Rezeptur übersetzt werden kann. Die Kombination der Begriffe *shō* und *hō* betont, dass der Diagnoseprozess in der Kampō-Medizin unmittelbar mit der Therapie verbunden ist. Das heißt, die Symptomkombination eines Patienten (*shō*) entspricht der Therapie mit einer bestimmten Rezeptur (*hō*). Beide Begriffe sind also untrennbar miteinander verbunden. Zur besseren Lesbarkeit und Übersichtlichkeit wird im Folgenden allerdings nur der Begriff *shō* genutzt.

einen schwachen Magen habe und das jetzt nicht besser geworden sei. Dr. K. bittet seinen Patienten sich hinzulegen, um ihn weiter untersuchen zu können. Herr S. hat eine schlanke Statur und beim Tasten des Pulses fällt ihm auf, dass Herr S. leicht schwitzt. Der Puls ist oberflächlich und schwach. Der Bauchbefund und sonstige Status sind unauffällig. Davon ausgehend stellt Dr. K. die Diagnose eines unkomplizierten grippalen Infektes und entscheidet sich für die Rezeptur keishi tō.

Auch Dr. K. hat sich vor der Auswahl der Rezeptur die Frage gestellt: Dem *shō* welcher Rezeptur entsprechen die Symptome meines Patienten? Um diese Frage zu beantworten, hat Dr. K. während der Anamnese und körperlichen Untersuchung eine Vielzahl von Informationen über den Zustand von Herrn S. sammeln können: *Akute Kopfschmerzen, Gliederschmerzen, leichtes Fieber, Empfindlichkeit gegenüber Wind und Kälte, schwacher Magen, schlanke Statur, spontanes Schwitzen, schwacher und oberflächlicher Puls*. Da diese Symptome kompatibel mit dem *shō* der Rezeptur *keishi tō* sind, hat Dr. K. sich letztlich für diese entschieden. Der Therapeut wägt also anhand der gesammelten Informationen ab, mit welchem *shō* die Symptome und Beschwerden des Patienten kompatibel sind. Kompatibel heißt, dass die Symptome und Beschwerden eines Patienten selten zu 100 % mit dem *shō* einer Rezeptur übereinstimmen. In der Regel gibt es mehrere Rezepturen, die potentiell eingesetzt werden können. Das Schwierige ist, unter diesen verschiedenen Möglichkeiten jene auszuwählen, von der der Patient am meisten profitiert. Abbildung 29 zeigt den Prozess der Rezepturauswahl. So entsprechen in der Abbildung die Befunde und Symptome des Patienten am ehesten dem *shō* der grünen Rezeptur.

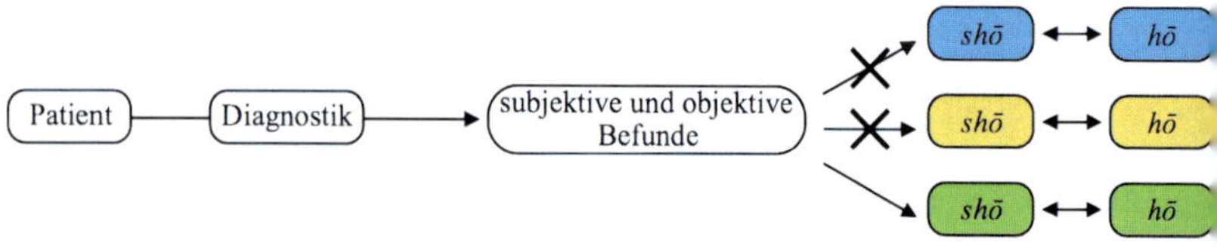

Abbildung 29: Prozess der Rezepturauswahl

Shō *als Bindeglied zwischen Patient und Rezeptur*

Beim *shō* handelt es sich um das Bindeglied zwischen den Symptomen/ Befunden des Patienten und der passenden Rezeptur. Es entspricht dabei gleichzeitig dem Anwendungsbereich einer Rezeptur und den Beschwerden eines Patienten. Näher betrachtet lassen sich so, wie bereits erwähnt, zwei *shō*-Formen definieren: Das *shō des Patienten*, das die Symptome und Befunde des Patienten umfasst, und das *shō der Rezeptur*, das die Symptome und Befunde beinhaltet, welche die Rezeptur therapiert (s. Abb. 30). Im Idealfall stimmen das *shō* des Patienten und das der Rezeptur überein. Das heißt, wir wählen jene Rezeptur für den Patienten aus, deren *shō* dem des Patienten am besten entspricht. In diesem Sinne sind auch Aussagen möglich wie: Der Patient zeigt ein *keishi tō shō*. Dies betont, dass der Patient die Symptome aufweist, die durch die Rezeptur *keishi tō* therapiert werden können. Abbildung 30 soll anhand der Rezeptur *keishi tō* verdeutlichen, wie das *shō* als Bindeglied zwischen Rezeptur und Patient fungiert, indem es Informationen über den Einsatzbereich einer Rezeptur enthält, welche gleichzeitig den Symptomen und Befunden des Patienten entspricht, vorausgesetzt, es handelt sich um die für den Patienten passende Rezeptur.

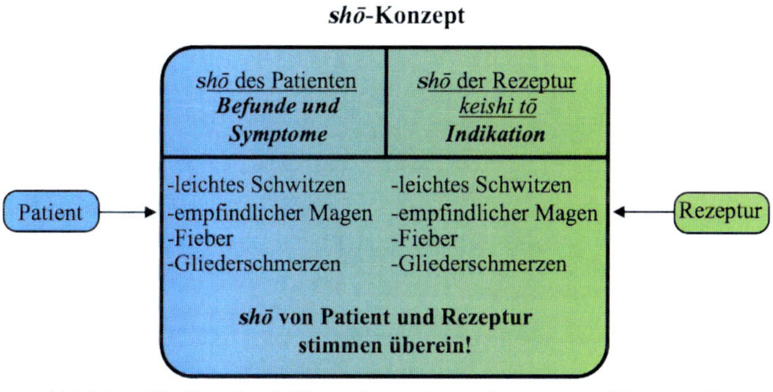

Abbildung 30: Das *shō* als Bindeglied zwischen Rezeptur und Symptom[41]

Tatsächlich ist die Anzahl der uns zur Verfügung stehenden Rezepturen begrenzt, wohingegen die Kombinationsmöglichkeit an Symptomen und Befunden, wie sie beim Patienten erhoben werden können, quasi unendlich groß ist. Es besteht also ein natürliches Ungleichgewicht zwi-

---

[41] vgl. Abb. 2 Ahrens 2017

schen Patienten-*shō* und Rezepturen-*shō*. Aus diesem Grund muss bei der Rezepturauswahl meist aus einem Pool prinzipiell möglicher Rezepturen diejenige ausgewählt werden, welche am besten zum *shō* des Patienten passt. Erstaunlicherweise reduzieren diese geringen Abweichungen zwischen dem *shō* von Patient und Rezeptur nicht die Wirksamkeit der Therapie, was unter anderem damit erklärt werden kann, dass sich Rezeptur und Patient im Therapieverlauf einander „anpassen". Abbildung 31 (a) zeigt, dass das *shō* von Patienten und der Rezeptur im Idealfall wie Schlüssel und Schloss ineinandergreifen. In diesem Fall soll die geometrische Form die Charakteristika des jeweiligen *shō* verdeutlichen. Abbildung 31 (b) weist auf die oftmals geringen Unterschiede im *shō* zwischen Rezeptur und Patient hin, die sich allerdings im Therapieverlauf „ausgleichen", was durch die Veränderung der Formen dargestellt werden soll.

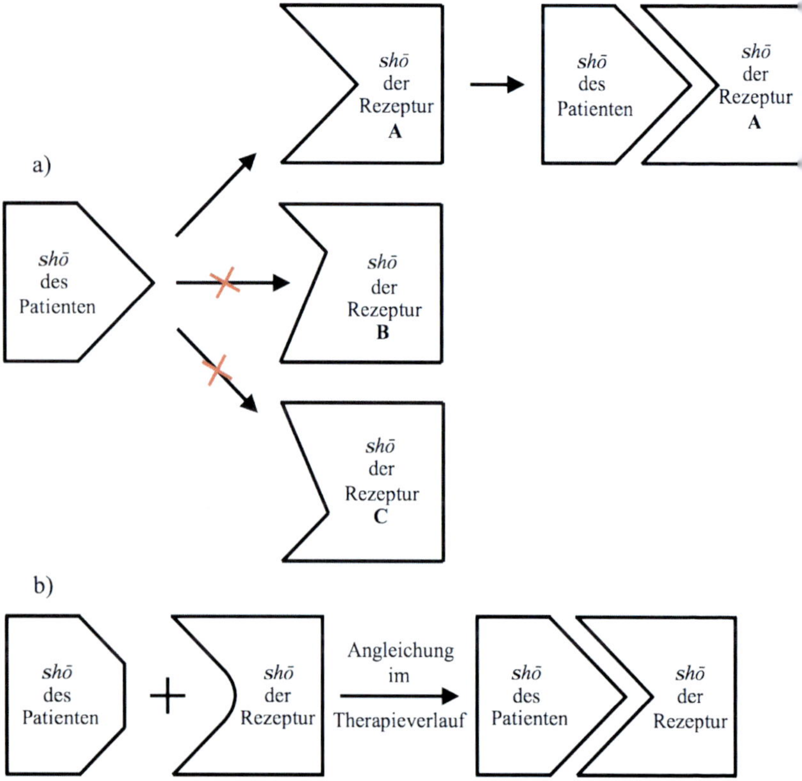

Abbildung 31: Interaktion zwischen Rezeptur und Patient

Ob es eine eindeutige naturwissenschaftliche Erklärung für diesen Anpassungsprozess gibt, kann zum aktuellen Zeitpunkt nicht abschließend beurteilt werden. Es gibt jedoch Hinweise darauf, dass die Modifikation der Darmflora[42] durch die Einnahme einer Rezeptur oder die unterschiedlich gute Metabolisierung der in der Rezeptur enthaltenen Einzelsubstanzen durch die Darmflora mögliche physiologische Korrelate dieser wechselseitigen Interaktion zwischen Patient und Rezeptur sind.

Das shō *als Verknüpfung verschiedener Befunde und Symptome*

Vergleicht man das *shō* mehrerer Rezepturen miteinander, fällt relativ schnell auf, dass dieses von Rezeptur zu Rezeptur unterschiedlich komplex ist. Beispielsweise werden nicht immer dieselben Befunde der körperlichen Untersuchung für die *shō*-Definition berücksichtigt. Für einige Rezepturen spielt beispielsweise der Bauchbefund eine sehr zentrale Rolle.[43] Bei anderen Rezepturen wiederum sind die Befunde der Zungen- und Pulsdiagnose wichtige Aspekte des *shō*. Darüber hinaus variiert die Anzahl der Symptome, die für das *shō* berücksichtigt werden, zum Teil erheblich zwischen den Rezepturen. Beispielsweise umfasst das *shō* der Rezeptur *rikkō san* in erster Linie die Symptome Zahnschmerzen sowie Schmerzen und Entzündungen innerhalb der Mundhöhle. *Kami shōyō san* hingehen umfasst eine große Anzahl subjektiver und objektiver Symptome wie spontanes Schwitzen, Kältegefühl in den unteren Extremitäten, verstärkte Reizbarkeit, Müdigkeit, Schwindel, Schlafstörungen etc.

Wichtig für das *shō*-Verständnis ist, dass die verschiedenen Befunde und Symptome im *shō* miteinander verknüpft sind und im Gesamtkontext gesehen werden müssen. So zeigt die Abbildung 32 verschiedene Symptome, wobei jedes für sich alleine nicht wirklich charakteristisch für das *shō* der Rezeptur ist. In der Kombination ergeben sie allerdings ein Muster, das typisch für die Rezeptur *keishi tō* ist. Die unterschiedliche Bedeutung der einzelnen Komponenten soll dabei durch die verstärkte Umrandung und unterschiedliche Größe der Kreise verdeutlicht werden.

---

[42] Als intestinale Mikrobiota wird die Gesamtheit der im Verdauungstrakt lebenden Mikroorganismen bezeichnet, vgl. Takashima et al. 2012 und Imazu et al. 2006.

[43] Ein klassisches Beispiel hierfür sind Rezepturen, die Bupleuri Radix enthalten, wobei Spannungsgefühl und Druckschmerzhaftigkeit unter dem Rippenbogen charakteristische Leitbefunde sind.

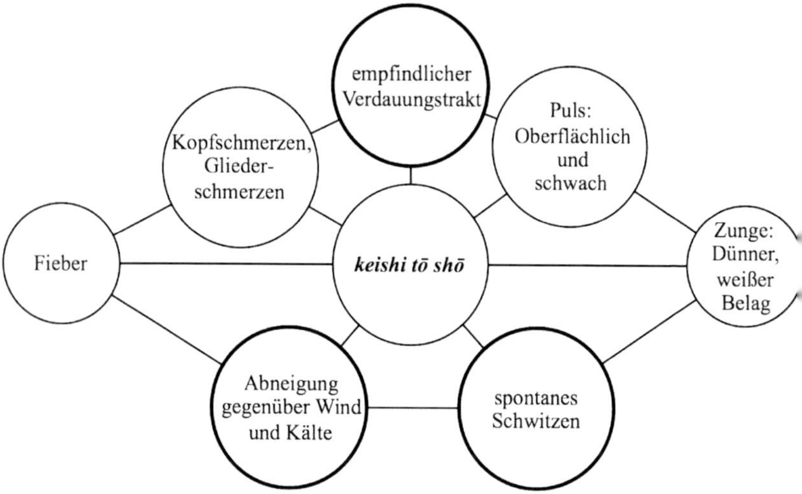

Abbildung 32: *shō* der Rezeptur *keishi tō*

Das shō *eines Patienten ist dynamisch*

Ein weiteres wichtiges Charakteristikum des *shō* ist seine Dynamik. So führt eine Änderung von Symptomen im Therapieverlauf in vielen Fällen dazu, dass das *shō* einer Rezeptur, die zu Beginn der Erkrankung eingesetzt wurde, zu einem gewissen Zeitpunkt nicht mehr mit dem *shō* des Patienten kompatibel ist. Aus diesem Grund sind auch regelmäßige Kontrolluntersuchungen des Patienten wichtig, um Veränderungen des *shō* zu registrieren und möglichst schnell darauf zu reagieren. Auch dieser Punkt soll an einem Beispiel kurz veranschaulicht werden:

Fünf Tage nachdem Herrn S. von Dr. K. die Rezeptur keishi tō *verschrieben wurde, sucht Herr S. Dr. K. erneut in dessen Praxis auf. Er berichtet, dass es ihm besser gehe und die anfänglichen Symptome fast vollständig verschwunden seien. Allerdings habe er nun einen bitteren Geschmack im Mund, übel sei ihm und er verspüre eine gewisse Spannung unter dem rechten Rippenbogen. Nach einer erneuten Untersuchung des Patienten erhebt Dr. K. folgende Befunde: Zunge zeigt dicken, gelben Belag; unter dem rechten Rippenbogen lassen sich schmerzhafte Verspannungen tasten; der Puls ist gespannt. Auf Grundlage der veränderten Beschwerden und Befunde verschreibt Dr. K. nun die Rezeptur* shō saiko tō. *Nach drei weiteren Tagen schaut Herr S. nochmal zur Kontrolle vorbei und berichtet, dass es ihm nun wieder sehr gut gehe und er keine Beschwerden mehr habe.*

Anhand dieses Beispiels soll verdeutlicht werden, wie sich das *shō* eines Patienten innerhalb einiger Tage ändern und die Anpassung der verabreichten Rezeptur notwendig werden kann. Die Therapie mit Kampō-Rezepturen bzw. das *shō* sind dynamisch und erfordern bzw. erlauben es, rasch auf die veränderte Situation des Patienten einzugehen.

Das shō *kann durch wissenschaftliche Erkenntnisse erweitert werden*

Die zunehmende Erforschung und wissenschaftliche Evaluation verschiedener Kampō-Rezepturen ermöglicht mittlerweile in vielen Fällen eine Verwendung selbiger Rezepturen ausgehend von Evidenzen oder Diagnosen der wissenschaftlich orientierten Medizin. Der Einsatz von *dai kenchū tō* beim postoperativen Darmverschluss ist diesbezüglich nur ein populäres Beispiel unter vielen. Grundlage für diese Form der Anwendung ist, dass das *shō* einer Rezeptur letztlich ihrem Anwendungsbereich entspricht. Fallen bestimmte Evidenzen bzw. Befunde der naturwissenschaftlich orientierten Medizin in den besagten Anwendungsbereich, sind sie auch Teil des *shō* der Rezeptur.

Shō *nach Leitbefunden*

Je nach Rezeptur umfasst das *shō* eine unterschiedlich große Anzahl von Symptomen und Befunden, die auf charakteristische Weise miteinander verknüpft sind. Die Definition des *shō* nach Leitbefunden erweitert diese bisherige Darstellung, indem innerhalb dieser Verknüpfung bestimmte Leitbefunde hinsichtlich ihrer Bedeutung für die Auswahl der Rezeptur besonders hervorgehoben werden. So umfasst das *keishi tō shō* Leitbefunde wie Kopfschmerz, spontanes Schwitzen, einen empfindlichen Verdauungstrakt und Abneigung gegenüber Wind und Kälte. Weitere Symptome können ebenfalls Teil des *shō* sein, sind allerdings nicht ausschlaggebend für die Auswahl der Rezeptur.

Diese *shō*-Definition erfordert die Erfassung der subjektiven und objektiven Befunde des Patienten durch den Praktizierenden, was in den meisten Fällen Grundkenntnisse im Bereich der Zungen-, Puls- und Bauchdeckendiagnostik voraussetzt. Es gibt allerdings auch eine Reihe von Rezepturen, die lediglich ausgehend von einer Befragung des Patienten und dem Wissen um Diagnosen der wissenschaftlich orientierten Medizin eingesetzt werden können. Ein solides Wissen um die verschiedenen diagnostischen Methoden ist somit vorteilhaft und wünschenswert, für die Verwendung von Kampō-Rezepturen allerdings nicht zwingend erforderlich.

Zur besseren Verdeutlichung zeigt Abbildung 33 zwei beliebige *shō* (A und B), definiert über ihre Leitbefunde sowie die bei den Patienten I und II erhobenen Befunde (farbige Kreise). Beim Vergleich des *shō* fällt auf, dass es durchaus Symptome gibt, die für *shō* A und B charakteristisch sind. So ist beispielsweise das Symptom B in beiden Fällen für die Auswahl der Rezeptur relevant. Das Symptom A hingegen ist nur beim *shō* B zu finden. Die fett hervorgehobenen Symptome markieren die jeweiligen Leitbefunde der Rezeptur. Es ist wichtig, insbesondere diese charakteristischen Befunde eines *shō* zu kennen. Wie in diesem Beispiel zeigen viele Rezepturen ähnliche Symptom-Verknüpfungen, wobei die Unterschiede im *shō* erst durch die verschiedenen Leitbefunde deutlich werden. Aus der Abbildung geht hervor, dass der Patient I deutlich mehr Übereinstimmungen seiner Symptome mit *shō* B zeigt, als es bei *shō* A der Fall ist. Außerdem zeigt er fast alle Leitbefunde von *shō* B. Ausgehend davon wäre für diesen Patienten die Rezeptur mit dem *shō* B klar der Rezeptur mit dem *shō* A vorzuziehen. Entsprechend wäre für Patient II die Rezeptur A zu empfehlen.

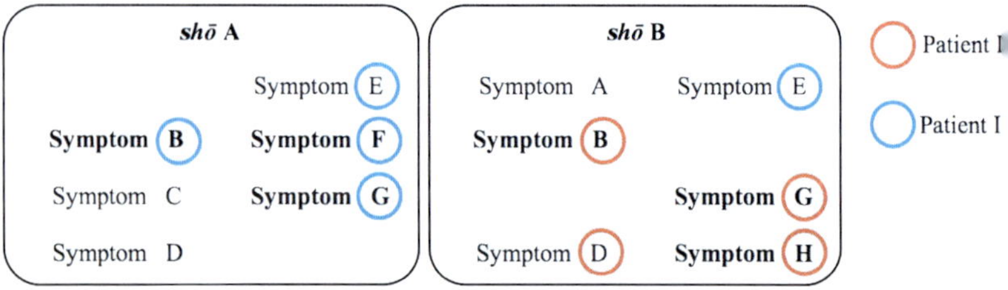

Abbildung 33: *shō* nach Leitbefunden

Die *shō*-Definition nach Leitbefunden lässt sich auch gut auf das zuvor besprochene Beispiel von Herrn S. anwenden. Im Folgenden wurden die verschiedenen Befunde unterstrichen, die potenziell für die Auswahl der Rezeptur relevant sind. Die entscheidenden Leitbefunde wurden zusätzlich fett gedruckt. Bei aller Theorie ist diese Form der *shō*-

Auswahl trotzdem sehr intuitiv, da sie letztlich nur auf dem Erfassen relevanter Symptome und der Suche nach einer Rezeptur mit dem passenden Indikationsspektrum beruht.

Der Patient Herr S. stellt sich am Montagmorgen bei seinem Hausarzt Dr. K. vor und berichtet, dass er seit gestern an Kopfschmerzen, Gliederschmerzen, leichtem Fieber und ***Empfindlichkeit gegenüber Wind und Kälte*** *leide. Dr. K. fragt den Patienten, ob er wie immer essen könne. Herr S. antwortete, dass er ja schon seit jeher einen* ***schwachen Magen*** *habe und das jetzt nicht besser geworden sei. Dr. K. bittet seinen Patienten, sich hinzulegen, um ihn weiter untersuchen zu können. Herr S. hat eine schlanke Statur und beim Tasten des Pulses fällt ihm auf, dass Herr S.* ***leicht schwitzt****. Der Puls ist* ***oberflächlich*** *und schwach. Der Bauchbefund und sonstiger Status sind unauffällig. Davon ausgehend stellt Dr. K. die Diagnose eines unkomplizierten grippalen Infektes und entscheidet sich für die Rezeptur keishi tō.*

Frage 20: Was sind Symptomkomplexe?

Alternativ zur *shō*-Definition nach Leitbefunden können sogenannte Symptomkomplexe genutzt werden, um das *shō* von Patient bzw. Rezeptur zu beschreiben. Bei diesen sogenannten *Symptomkomplexen* handelt es sich nicht mehr um einen einzelnen Leitbefund, sondern um *Kategorien*, denen verschiedene Befunde und Symptome zugeordnet sind. Beispielsweise umfasst das Konzept der Blutstagnation (jap. *oketsu*) unter anderem Symptome wie schmerzhafte Regelblutung, schmerzhafte Resistenz im unteren Abdomen, Kopfschmerzen während der Menstruationsblutung, Schmerz von stechender Qualität und gestaute Zungenvenen. Welche Art von Symptomen und Befunden einem Symptomkomplex zugeordnet werden, ist nicht immer eindeutig. So können die Lokalisation der Beschwerden (Symptomkomplexe: Außen und Innen), Qualität der Beschwerden (Symptomkomplexe: Kälte und Hitze) oder der Zustand bzw. die Funktion bestimmter Körperteile als Grundlage für die Einordnung der Symptome in die entsprechenden Symptomkomplexe dienen.

Entscheidend für die *shō*-Bestimmung nach Symptomkomplexen ist, die gesammelten Symptome und Befunde einem oder mehreren Symptomkomplexen zuordnen zu können. Dabei muss angemerkt werden, dass es sich bei den Symptomkomplexen letztlich auch um *shō* handelt, weshalb man beim Studium der Kampō-Medizin oft mit Begriffen wie Leere-*shō* oder Kälte-*shō* konfrontiert wird. Dies liegt daran, dass *shō* ja letztlich „nur" eine *Befund(-Verknüpfung)* ist. Eine solche Verknüpfung von Befunden und Symptomen ist aber eben auch ein Symptomkomplex, weshalb die Verwendung von Begriffskombinationen wie Leere-*shō* oder Kälte-*shō* adäquat ist. Neben dem Patienten- und Rezepturen-*shō* ist das „Symptomkomplex-*shō*" somit die dritte *shō*-Form. Wenn also im Folgenden beispielsweise erwähnt wird, dass ein Patient ein Leere- und/oder Kälte-*shō* zeigt, heißt dies zwar, dass er Symptome und Befunde zeigt, die dem jeweiligen Symptomkomplex zugeordnet sind, es bedeutet jedoch nicht, dass das *shō* von Patient oder Rezeptur nicht noch weiteren Symptomkomplexen zugeordnet werden kann. Insofern ist die Frage naheliegend, warum nicht völlig auf die Verwendung des Begriffs Symptomkomplex verzichtet wurde? Letztlich war es nötig, diesen Begriff einzuführen, da eine „*shō*-Bestimmung nach *shō*" verwirrend geklungen hätte. Außerdem erleichtert diese alternative Bezeichnung für *shō* die Erklärung von komplexen Zusammenhängen, wie der Zusammensetzung eines *shō* aus mehreren Symptomkomplexen. Die Alternative: Ein *shō* aus mehreren *shō*, klingt unschön und verwirrend.

Wenn ein Symptomkomplex wie *oketsu* das *shō* einer Rezeptur definiert, gilt es zu beachten, dass das *shō* der Rezeptur nicht automatisch alle potentiellen Befunde umfassen muss, die dem Symptomkomplex theoretisch zugeordnet werden können. Weiterhin ist zu berücksichtigen, dass einzelne Symptome verschiedenen Symptomkomplexen zugeordnet werden können.

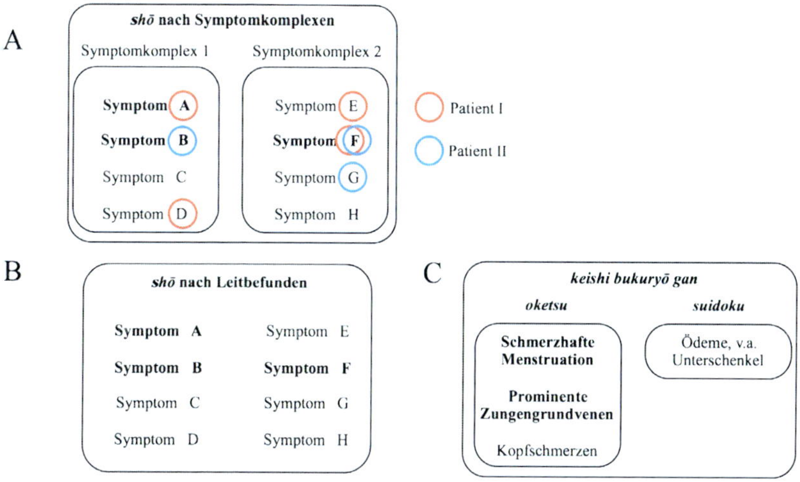

Abbildung 34: *shō* nach Symptomkomplexen

Zur Verdeutlichung dieser sehr abstrakten Zusammenhänge soll die Abbildung 34 dienen. Diese zeigt das *shō* einer beliebigen Rezeptur definiert über Symptomkomplexe (Teil A) bzw. Leitbefunde (Teil B) sowie exemplarisch das *shō* der Rezeptur *keishi bukuryō gan* (Teil C). Das *shō* nach Symptomkomplexen beinhaltet eine Kombination aus Symptomen (A bis H), welche insgesamt zwei Symptomkomplexen zugeordnet werden können. Im Teil A der Abbildung finden sich weiterhin farbige Markierungen, welche die Symptome/Befunde von Patient I bzw. II zeigen, die mit dem *shō* der Rezeptur übereinstimmen. Dabei fällt auf, dass die Patienten zwar ein Symptom gemein haben (Überschneidung blauer und roter Kreis), ansonsten jedoch über ganz unterschiedliche Beschwerden klagen. Trotzdem wird im Teil A der Abbildung deutlich, dass beide Patienten Symptome/Befunde beider Symptomkomplexe aufweisen. Das heißt, beide Patienten haben ein *shō*, das sich aus denselben Symptomkomplexen zusammensetzt, obwohl sie unterschiedliche Beschwerden haben. Daraus folgt, dass die im Teil A der Abbildung gezeigte Rezeptur für Patient I und II gleichermaßen verwendet werden kann. Der Teil B der Abbildung stellt prinzipiell dasselbe *shō* wie in Teil A dar. Was jedoch fehlt, ist die Strukturierung der Befunde in Form der beiden Symptomkomplexe. Es fällt auf, dass durch die Nutzung von Symptomkomplexen eine bessere Übersichtlichkeit geschaffen wird. Dies gilt insbesondere für Rezepturen, die eine sehr große Zahl an Symptomen und Befunden abdecken. Teil C der Abbildung verdeutlicht die Strukturierung des *shō* der Rezeptur *keishi bukuryō gan* durch die Symptomkomplexe *oketsu* und *suidoku*.

Wichtige Symptomkomplexe sind die sechs Krankheitsstadien, das Konzept von *ki*, *ketsu*, *sui* und die acht Leitkriterien. Das Konzept der sechs Krankheitsstadien nach dem *Shōkanron* wird meist bei akuten und subakuten Krankheitszuständen angewendet, wohingegen das Konzept von *ki*, *ketsu*, *sui* vor allem bei chronischen Beschwerden genutzt wird, um die Beschwerden des Patienten zu ordnen. Eine klare Trennung zwischen akut und chronisch ist in der Praxis allerdings kaum möglich, zumal oft akute und chronische Beschwerden nebeneinander vorliegen. Die Zuordnung der Konzepte ist somit eher als Hinweis und weniger als Regel zu sehen. So kann auch eine sonst eher bei akuten Problemen verwendete Rezeptur wie *kakkon tō*, deren *shō* primär über die Theorie der sechs Krankheitsstadien definiert wird, bei chronischen Krankheitsprozessen angewendet werden. Die sechs Prinzipen (Innen/Außen, Fülle/Leere, Kälte/Hitze) können wiederum universell bei chronischen oder akuten Prozessen genutzt werden und sind sowohl Bestandteil des Konzepts der sechs Krankheitsstadien als auch des Konzepts von *ki*, *ketsu*, *sui*. Die Abbildung 35 fasst die verschiedenen Symptomkomplexe zusammen und ordnet sie entsprechend ihrer Anwendung bei chronischen und akuten Beschwerden.

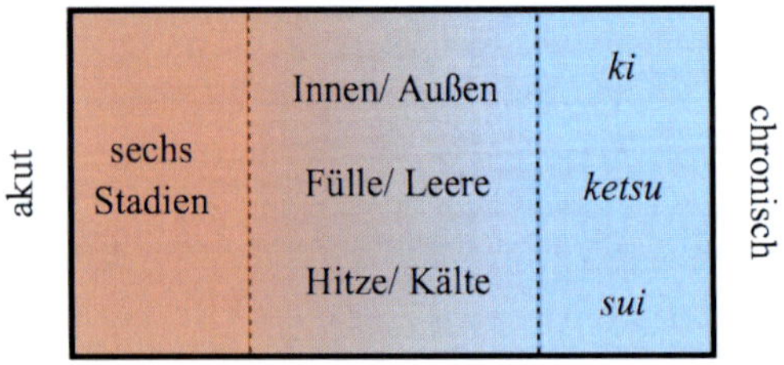

Abbildung 35: Übersicht der Symptomkomplexe

Da viele Rezepturen einen sehr breiten Einsatzbereich haben und sowohl bei akuten als auch bei chronischen Problemen genutzt werden können, kann auch das entsprechende *shō* oft durch mehrere Symptomkomplexe beschrieben werden. Im Rahmen eines akuten grippalen Infekts eignet sich beispielsweise die Klassifizierung der Beschwerden entsprechend eines der sechs Krankheitsstadien, um das *shinbu tō shō* zu definieren. Im Falle chronischer Diarrhöen hingegen ist die Kombination aus Leere, *suidoku* und Innerer Kälte am treffendsten, um das *shinbu tō shō* zu beschreiben. Es gibt somit meist mehrere Möglichkeiten, um das *shō* einer Rezeptur über die Symptomkomplexe zu definieren. So können viele Rezepturen sowohl über die sechs Krankheitsstadien als auch über eine Veränderung von *ki*, *ketsu* und *sui* verstanden und angewendet werden. Ein wesentlicher Vorteil der *shō*-Definition nach Symptomkomplexen ist, dass das *shō*-Verständnis nicht mehr auf eine bestimmte Menge von Symptomen oder Befunden beschränkt ist, wodurch sich der Einsatzbereich einer Rezeptur mitunter erheblich erweitert. Außerdem können über die Zusammenfassung zahlreicher Symptome auch komplexe Krankheitsbilder ohne Leitsymptom strukturiert und so behandelbar gemacht werden. Je nachdem, welche Symptomkomplexe das *shō* einer Rezeptur umfasst, können eine Vielzahl unterschiedlicher Symptomkombinationen dem Indikationsbereich einer Rezeptur entsprechen, was der individuellen Symptomausprägung besser gerecht wird als die *shō*-Definition nach Leitbefunden. So können zwei Patienten auf den ersten Blick ganz unterschiedliche Symptome zeigen, welche jedoch denselben Symptomkomplexen und damit dem *shō* derselben Rezeptur zugeordnet werden. Beispielsweise stellt sich eine Patientin mit Symptomen wie anfallsweise Gesichtsrötung, prämenstruellem Syndrom und druckschmerzhaften Resistenzen im Unterbauch vor. Eine weitere Patientin wird mit Akne und menstruationsbedingten Unterschenkelödemen vorstellig. Obwohl beide Fälle nicht viel gemeinsam zu haben scheinen, können die Symptome beider Patienten den Konzepten Blutstagnation (*oketsu*) und Wassergift (*suidoku*) zugeordnet werden, wodurch sich in beiden Fällen eine Therapie mit der Rezeptur *keishi bukuryō gan* anbietet. Insgesamt verschaffen die Symptomkomplexe so eine bessere Übersicht angesichts der vielen Symptome, die teilweise durch dieselbe Rezeptur abgedeckt werden können. Tabelle 9 fasst die verschiedenen Besonderheiten bezüglich der *shō*-Definition nach Leitbefunden und Symptomkomplexen abschließend zusammen.

Tabelle 9: *shō* nach Symptomkomplexen und Leitbefunden

	Definition über Leitbefunde	**Definition über Symptomkomplexe**
Vorteile	– leicht zugänglich – kein Verständnis klassischer Konzepte nötig – übersichtliche Differentialdiagnose – Therapeut kann Indikationsbereich für Kampō-Rezepturen selbst auswählen	– volles Indikationsspektrum der Rezepturen kann genutzt werden – auch komplexe Krankheitsbilder ohne Leitsymptome können therapiert werden
Nachteile	Verständnis und Anwendung einer Rezeptur bleiben auf ein Leitsymptom bzw. eine bestimmte Erkrankung beschränkt	– längerfristiges Studium der traditionellen Konzepte nötig
Zielgruppe	Therapeuten, die Kampō als Ergänzung zu ihrem sonstigen Therapiespektrum nutzen möchten	Therapeuten, die alle Einsatzbereiche einer Rezeptur erfassen möchten und Patienten hauptsächlich mit Kampō therapieren wollen

Angesichts der langen Antwort auf die kurze Frage, was *shō* eigentlich ist, finden sich hier noch einmal die wesentlichen Kernpunkte der letzten Seiten:

1. Das *shō* ist die Grundlage von Therapie und Diagnostik in der Kampō-Medizin.
2. Das *shō* ist eine Verknüpfung, der im Rahmen der Diagnostik erhobenen subjektiven und objektiven Befunde eines Patienten.
3. Das *shō* entspricht gleichermaßen dem Anwendungsbereich einer Rezeptur und den Beschwerden eines Patienten.
4. Das *shō* des Patienten ist eine Momentaufnahme seiner Symptome.
5. Das *shō* kann durch Evidenzen und Diagnosen der naturwissenschaftlich orientierten Medizin erweitert werden.

FRAGE 21: WAS SIND DIE ACHT LEITKRITERIEN 八綱弁証?

Die in der Kampō-Medizin genutzten acht Leitkriterien (jap. *hachikō benshō*) sind eine Kombination häufig genutzter Symptomkomplexe, die in der TCM unter dem Begriff *Ba Gang* bekannt sind. Zu den acht Leitkriterien zählen die vier Symptomkomplex-Paare: Kälte/Hitze, Fülle/Leere, Außen/Innen und Yin/Yang. Jeder einzelne dieser Symptomkomplexe kann für sich allein oder in Kombination mit anderen Symptomkomplexen Teil eines *shō* sein. Die Zuordnung der Symptome und Befunde zu den Symptomkomplexen Leere und Fülle hat dabei eine herausragende Bedeutung, da sie bei so gut wie jeder Rezeptur berücksichtigt wird.

Leere und Fülle 虚実

Die Symptomkomplexe Leere und Fülle (jap. *kyo* und *jitsu*) beinhalten Symptome und Befunde, die sich aus dem *Reaktionsvermögen* und der *Konstitution* des Patienten ableiten. In diesem Sinne können die Begriffe Leere- und Fülle-*shō* auch als Leere/Fülle-Reaktionsmuster bzw. als Leere/Fülle-Konstitution verstanden werden, wobei in der Regel eine Fülle-Konstitution mit einem Fülle-Reaktionsmuster und eine Leere-Konstitution mit einem Leere-Reaktionsmuster verbunden ist. Unter dem *Reaktionsvermögen* versteht man die Qualität der körperlichen Reaktion bzw. der Symptome. So kann Husten beispielsweise kräftig/laut (Fülle) oder schwach/leise (Leere) sein. Auswurf kann eine grün/gelbliche Färbung haben (Fülle) oder klar bzw. wässrig sein (Leere). Ebenso lassen sich bei einer Vielzahl weiterer Symptome und Befunde unterschiedliche Qualitäten feststellen, anhand derer das Reaktionsvermögen des Organismus beurteilt werden kann. Auch wenn Konstitution und Reaktionsvermögen in der Praxis eng miteinander verbunden sind und meist in dieselbe Richtung tendieren, wird man diese zwei Komponenten bei der Anamnese und körperlichen Untersuchung zunächst individuell berücksichtigen, um nicht vorschnell Schlüsse bei der Auswahl der Rezeptur zu ziehen. Zur besseren Übersichtlichkeit wurden verschiedene Befunde und Symptome sowie ihre Zuordnung zu den Symptomkomplexen Leere und Fülle in Tabelle 10 zusammengetragen.

Bei der Beurteilung der *Konstitution* sind insbesondere die Bedeutung des abdominellen Befundes und das Wissen um die Funktion des Verdauungstraktes hervorzuheben. So sind eine geringe Bauchdeckenspannung und ein „empfindlicher Magen-Darmtrakt“ bzw. die Neigung zu weichem Stuhlgang oder Durchfällen typisch für eine Leere-Konstitution. Eine Fülle-Konstitution ist hingegen durch eine kräftige Bauchdeckenspannung und die Neigung zu Verstopfung gekennzeichnet. Darüber hinaus können die Befunde der Puls- und Zungendiagnostik unterstützend bei der Beurteilung sein, ob es sich um ein Leere- oder Fülle-*shō* bzw. Konstitution handelt.

Tabelle 10: Gegenüberstellung von Leere und Fülle

		Leere	**Fülle**
Konstitution	Bauchdeckenspannung	schwach	kräftig
	Puls	schwach	kräftig
	Zunge	blasser Zungenkörper	Zungenkörper intensiv gefärbt
	Hautkolorit	blass	intensiv
	Stimme	leise, hoch	laut, tief
	Gesamteindruck	geschwächt, müde	kräftig
Reaktionsvermögen	Husten	leise/schwach	laut/kräftig
	Urin	klar, geruchlos	dunkel, stark riechend
	Schmerz	dumpf Druck ist angenehm	scharf/stechend Druck unangenehm
	Mentaler Zustand	depressiv	angespannt, gereizt
	Körpertemperatur	selten Fieber	oft und hohes Fieber

Yin und Yang 陰陽

Als Symptomkomplexe nehmen Yin und Yang (jap. *in* und *yō*) innerhalb der acht Leitkriterien eine übergeordnete Position als grundlegendes Gegensatzpaar ein, dem die anderen sechs zugeordnet werden (s. Tab. 11). Im Allgemeinen kann Yin als das Substantielle und Stoffliche, Yang als das Dynamische und Energetische verstanden werden. Die sich daraus ableitende Zuordnung von Prozessen und Strukturen des menschlichen Körpers sind in Tabelle 11 dargestellt. So zeigt ein Patient mit Yin-*shō* eher chronische Beschwerden, begleitet von Symptomen wie Kältegefühl und Durchfall, und macht einen insgesamt geschwächten Eindruck. Patienten mit Yang-*shō* hingegen haben akute Beschwerden und Symptome wie Kopfschmerzen, Gesichtsrötung und Gliederschmerzen. Tatsächlich zeigt ein Patient selten ein reines Yin- oder Yang-*shō*. Meist bestehen fließende Übergänge und Symptome verschiedener, zum Teil gegensätzlicher Symptomkomplexe nebeneinander. So kann ein Patient an einer chronischen Erkrankung leiden (Yin-*shō*) und gleichzeitig eine akute Erkältungssymptomatik zeigen (Yang-*shō*). Der Nutzen der Symptomkomplexe Yin und Yang besteht vor allem in der Kategorisierung der anderen sechs Leitkriterien, wie sie in Tabelle 11 dargestellt wird. Darüber hinaus werden in Tabelle 11 die dem Yin und Yang zugeordneten körperlichen Funktionen, Strukturen, Symptome und Therapieprinzipien aufgeführt.

Tabelle 11: Gegenüberstellung von Yin und Yang

	Yin	**Yang**
Funktion	antientzündlich, Ruhephase, Speichern	entzündlich, Aktivität, Verbrauch
Struktur	unterer/vorderer/innerer Teil des Körpers	oberer/hinterer/äußerer Teil des Körpers
shō	chronische Symptome, dumpfer Schmerz, geschwächte Konstitution, Kälteempfinden	akute Beschwerden, stechender Schmerz, kräftige Konstitution, Hitzeempfinden
Therapieprinzip	kräftigen, wärmen	ausleiten, kühlen

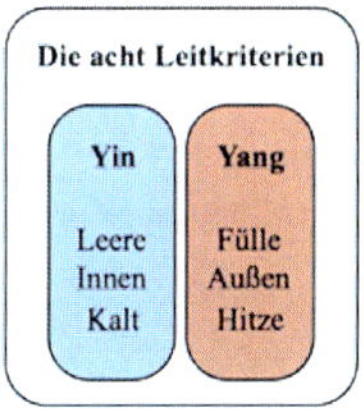

Außen und Innen 表裏

Bei der Kategorisierung von Symptomen und Befunden durch die Symptomkomplexe Außen und Innen (jap. *hyō* und *ri*) wird die Lokalisation des Krankheitsgeschehens berücksichtigt. So werden in der Kampō-Medizin drei Bereiche innerhalb des Körpers unterschieden, in denen eine Erkrankung lokalisiert sein kann: Außenbereich, Innenbereich und Intermediobereich. Je nachdem, wo das Krankheitsgeschehen lokalisiert ist, zeigt der Patient unterschiedliche Symptome. In der Tabelle 12 findet sich eine Übersicht der verschiedenen Bereiche und die ihnen zugeordneten Symptome und Befunde. Für die Diagnostik kann es hilfreich sein, wenn den drei Bereichen zumindest grob einige anatomische Strukturen zugeordnet werden: Außenbereich (Muskulatur, Nerven, Knochen, Haut, obere Atemwege), Innenbereich (Lunge, Dünndarm, Dickdarm) und Intermediobereich (untere Atemwege, Magen).

Tabelle 12: Gegenüberstellung von Außen und Innen

Bereich	Symptome
Außenbereich	Muskel-, Nerven- und/oder Knochenschmerzen
	Muskelverspannungen im Nackenbereich
	Halsschmerzen, behinderte Nasenatmung
	Fieber mit oder ohne Schwitzen, Schüttelfrost
	Puls: oberflächlich Zunge: dünner, weißer Belag Bauch: in der Regel ohne spezifischen Befund
Intermediobereich	bitterer Geschmack, trockener Mund
	Übelkeit, Erbrechen, Appetitlosigkeit
	Husten (mit Sputum)
	wechselndes Empfinden von Kälte und Hitze
	Puls: gespannt (meist tief) Zunge: weißer Belag, roter Zungenkörper Bauch: Rippenbogenspannung
Innenbereich	Durchfall, Verstopfung
	Empfinden von Kälte oder Hitze
	Puls: tief Zunge: dicker Belag Bauch: Völlegefühl, vielfältige Befunde möglich

Kälte und Hitze 寒熱

Das Erfragen von verstärktem Kälte- bzw. Hitzeempfinden (jap. *kan* und *netsu*)[44] ist ein essentieller Bestandteil der Kampō-Diagnostik und liefert wichtige Informationen für die Auswahl vieler Rezepturen. Grundlegend für die *shō*-Bestimmung ist der Kontext, in dem Kälte und Hitze auftreten. In diesem Zusammenhang wird grob zwischen fieberhaften und nicht-fieberhaften Erkrankungen unterschieden. Innerhalb dieser übergeordneten Kategorien werden Hitze- und Kälteempfinden wiederum bezüglich Zeit und Ort des Auftretens unterschieden. Zeitlich sind der Tagesverlauf (z. B. nächtliche Kälte/Hitze) und die Differenzierung zwischen akutem und chronischem Auftreten zu unterscheiden. Bezüglich der Lokalisation wird zwischen lokalen, generalisierten und örtlich wechselhaften Prozessen unterschieden. Weiterhin gilt es zu ermitteln, ob die empfundene

[44] Im Folgenden wird verkürzend von Kälte und Hitze gesprochen.

Kälte oder Hitze objektivierbar ist. Hat ein Patient also wirklich kalte Hände oder kommt es ihm nur so vor? Außerdem macht es für die *shō*-Bestimmung einen großen Unterschied, wenn beispielsweise ein verstärktes Hitzeempfinden mit einem Anstieg der Körpertemperatur verbunden ist oder rein subjektiv wahrgenommen wird. Da die Symptomkomplexe Kälte und Hitze vielfältige Unterformen zeigen, die wiederum jeweils typisch für bestimmte Rezepturen sind, werden die Symptomkomplexe Kälte und Hitze im Folgenden im Rahmen fieberhafter und nicht-fieberhafter Erkrankungen separat besprochen.

Kälte und Hitze bei fieberhaften Erkrankungen

Ein verändertes subjektives Empfinden von Kälte und Hitze wird in der Kampō-Medizin als typische Eigenschaft fieberhafter Erkrankungen (z. B. grippaler Infekt) gewertet. Kälte manifestiert sich dabei meist als Schüttelfrost und Hitze als Fieber. In der Praxis existieren jedoch eine ganze Reihe von Zuständen, die sich nicht alleine über das Vorhandensein oder die Abwesenheit von Kälte bzw. Hitze definieren lassen. Beispielsweise kommen bei Fieber mit Schüttelfrost, einer Abneigung gegenüber Wind und Kälte, Gliederschmerzen und Muskelverspannungen Rezepturen wie *kakkon tō* und *keishi tō* in Frage. Besteht hingegen eine starke Abneigung gegenüber Hitze (Wärme wird vom Patienten als unerträglich beschrieben) ohne vermehrtes Schwitzen mit Mundtrockenheit und Durst, kommen eher Rezepturen wie *byakko tō* und *shō saiko tō* zum Einsatz. Steht im Rahmen eines grippalen Infektes hingegen ein ausgeprägtes Kältegefühl im Bereich der vier Extremitäten zusammen mit Appetitlosigkeit oder Durchfall im Vordergrund, sollten Rezepturen wie *shinbu tō* oder *maō bushi saishin tō* genutzt werden. Dies sind nur einige Beispiele, welche die komplexe Differenzierung der subjektiven Empfindung von Kälte und Hitze in der Kampō-Medizin verdeutlichen sollen.

Kälte und Hitze bei nicht fieberhafte Erkrankungen

Falls keine fieberhafte Erkrankung vorliegt, wird zwischen Hitze- und Kälte-*shō* unterschieden, deren Charakteristika nachfolgend vorgestellt werden.

1. Hitze-shō 熱証

Das Hitze-*shō* (jap. *netsu shō*) ist bei nicht fieberhaften Erkrankungen dadurch gekennzeichnet, dass sich trotz lokalem oder generalisiertem Hitzeempfinden keine Erhöhung der Körpertemperatur feststellen lässt. Entsprechend der Lokalisation des Hitzeempfindens können weitere Unterformen differenziert werden (s. Tab. 13). Der Puls ist in der Regel beschleunigt. Körperausscheidungen wie Urin und Stuhlgang haben einen starken Geruch und eine dunkle Färbung. Typischerweise besteht ein Verlangen nach kalten Getränken. Der Zungenkörper hat eine intensive rote Färbung und der Belag ist dick mit gelblicher bis schwarzer Färbung.

Tabelle 13: Formen von Hitze-*shō*

Bezeichnung	Japanischer Name	Beschreibung	Rezepturen und Einzeldrogen
Feuchte Hitze	湿熱 *shitsu netsu*	Zeichen innerer Hitze (z. B. Obstipation, roter Zungenkörper) und gestörtem Wasserhaushalt (Ödeme, Mundtrockenheit, Durst etc.), in der Regel Fülle-*shō*	*inchinko tō*
Nervöse Hitze	煩熱 *han netsu*	Unangenehmes, lokales Hitzegefühl, das in verschiedenen Körperbereichen auftreten kann	Rhemanniae Radix, Gypsum fibrosum, Coptidis Rhizoma
		Hitzegefühl in Handflächen und Fußsohlen (手掌煩熱 *shushō han netsu*)	*unkei tō*
Leere Hitze	虚熱 *kyo netsu*	Leere-*shō* mit Hitzegefühl oder Symptomen wie Durst, Mundtrockenheit, trockener Haut	*hochū ekki tō*
Blut Hitze/ Fülle Hitze	血熱/実熱 *ketsu netsu/ jitsu netsu*	rotes Gesicht, Hypertonie, überwärmte und rötlicher Hautausschlag	*ōren gedoku tō*

2. Kälte-shō 寒証

Typisch für das Kälte-*shō* (jap. *hie shō*) ist ein starkes Kälteempfinden selbst bei erhöhter Körpertemperatur oder dem Tragen warmer Kleidung. Die Einwirkung von Kälte (Klimaanlage, kalte Witterung, kaltes Essen etc.) kann Beschwerden auslösen oder verschlimmern. Der Puls ist in der Regel tiefliegend, schwach bis fadenförmig und nur schwer tastbar. Körperausscheidungen wie Urin und Stuhl haben keinen oder nur leichten Geruch und eine helle Färbung. Typischerweise besteht kein Durst und im Mundraum sammelt sich viel dünnflüssiger Speichel. Oftmals haben die Patienten einen empfindlichen Verdauungstrakt und leiden häufig an weichen Stühlen oder wässrigen Durchfällen. Der Zungenkörper hat eine hellrote Färbung und der Belag ist dünn und weißlich.

Therapie nach den acht Leitkriterien

Die vorgestellten acht Leitkriterien haben nicht nur eine Bedeutung als Symptomkomplexe für die *shō*-Bestimmung, sondern sind auch wichtige Anhaltspunkte, wie therapiert werden kann. Sie bilden daher einen unerlässlichen Bestandteil der therapeutischen Praxis, da sich sonst mitunter erhebliche Unverträglichkeiten und Nebenwirkungen für den Patienten ergeben können. Die folgende Tabelle 14 fasst die wesentlichen Therapieprinzipien zusammen.

Tabelle 14: Therapie nach den acht Leitkriterien

<table>
<tr><th>Symptomkomplex</th><th colspan="2">Therapieprinzip</th><th>Regel/Hinweis</th></tr>
<tr><td>Leere</td><td colspan="2">kräftigen</td><td>keine Verwendung von ausleitenden Rezepturen, die z. B. Rhei Rhizoma enthalten</td></tr>
<tr><td>Fülle</td><td colspan="2">ausleiten</td><td>–</td></tr>
<tr><td rowspan="2">Innen</td><td>+ Hitze</td><td>kühlen</td><td>Vorsicht bei Rezepturen mit wärmenden Einzeldrogen (z. B. Aconiti Radix)</td></tr>
<tr><td>+ Kälte</td><td>wärmen</td><td>Vorsicht bei Rezepturen mit kühlenden Einzeldrogen (z. B. Gypsum fibrosum)</td></tr>
<tr><td rowspan="2">Außen</td><td>+ Leere</td><td>wärmen</td><td>Bei spontanem Schwitzen sollte man keine schweißtreibenden Einzeldrogen (z. B. Ephedrae Herba) nutzen</td></tr>
<tr><td>+ Fülle</td><td>Schwitzen anregen</td><td>–</td></tr>
<tr><td>Kälte</td><td colspan="2">wärmen</td><td>Vorsicht bei Rezepturen mit kühlenden Einzeldrogen (z. B. Gypsum fibrosum)</td></tr>
<tr><td>Hitze</td><td colspan="2">kühlen</td><td>Vorsicht bei Rezepturen mit wärmenden Einzeldrogen (z. B. Aconiti Radix)</td></tr>
</table>

Frage 22: Was sind die sechs Krankheitsstadien 三陰三陽?

Die sechs Krankheitsstadien (jap. *san'in sanyō*) kombinieren jeweils mehrere der acht Leitkriterien miteinander, wobei die Symptomkomplexe Innen, Leere, Kälte den *Yin-Stadien* und die Symptomkomplexe Außen, Fülle und Hitze den *Yang-Stadien* zugeordnet werden. Zeigt der Patient also Symptome, die den Symptomkomplexen Innen, Leere und Kälte entsprechen, befindet er sich in einem der Yin-Stadien und kann zum Beispiel mit der Rezeptur *shinbu tō* behandelt werden (s. Tab. 15). Die Krankheitsstadien eignen sich besonders zur Kategorisierung der Symptome und Befunde im Rahmen akuter bzw. fieberhafter Erkrankungen. Die Tabelle 15 stellt die sechs Krankheitsstadien und ihre unterschiedlichen Bezeichnungen dar. Die chinesische Bezeichnung wurde aufgrund ihrer häufigen Verwendung aufgeführt.

Tabelle 15: Bezeichnungen der sechs Krankheitsstadien

Deutsch	Japanisch	Chinesisch	Schriftzeichen	Beispielrezepturen
Großes Yang	*daiyō*	*Tai Yang*	大陽	*keishi tō, kakkon tō, maō tō*
Kleines Yang	*shōyō*	*Shao Yang*	小陽	*shō saiko tō, dai saiko tō*
Helles Yang	*yōmei*	*Yang Ming*	陽明	*dai jōki tō, byakko tō*
Großes Yin	*daiin*	*Tai Yin*	大陽	*ninjin tō, dai kenchū tō*
Kleines Yin	*shōin*	*Shao Yin*	小陽	*shinbu tō, shigyaku tō*
Weichendes Yin	*ketsuin*	*Jue Yin*	厥陰	*shinbu tō, shigyaku tō*

Eine zentrale Überlegung im Konzept der sechs Krankheitsstadien in der TCM ist, dass sogenannte *pathogene Faktoren* (krankheitsauslösende Einflüsse) zunächst in die oberflächlichen Schichten des Körpers eindringen und dann immer tiefer ins Innere des Körpers gelangen, insofern der Organismus nicht in der Lage ist, dieses Fortschreiten aufzuhalten. Diese Überlegungen sind jedoch nicht primärer Bestandteil des Konzepts der sechs Krankheitsstadien in der Kampō-Medizin der TJM. Stattdessen stehen die individuellen Reaktionsmuster des Körpers mit ihren spezifischen Symptomen und Befunden im Vordergrund, anhand derer das *shō* von Patient bzw. Rezeptur klassifiziert werden kann. Dabei gilt, dass in den Yang-Stadien der Körper eine aktive/ausgeprägte Symptomatik bzw. Reaktion zeigt, worunter Symptome wie Schwitzen,

Fieber, Erbrechen und Hitzeempfinden zusammengefasst werden. Im Krankheitsverlauf können sich diese Reaktionsmuster hin zu Symptomen wie Kälteempfinden, Müdigkeit oder Diarrhö wandeln. In diesem Fall kann das *shō* des Patienten durch die 3 Yin klassifiziert werden. Die typischen Symptome und Befunde der einzelnen Stadien werden in der Tabelle 16 zusammengefasst.

Tabelle 16: Typische Symptome und Befunde der sechs Krankheitsstadien

Stadium	Symptome und Befunde (Auswahl)
Großes Yang	oberflächlicher Puls, Schüttelfrost, Muskel- und Gelenkschmerzen, Kopfschmerzen, Nackensteife, spontanes Schwitzen, Fieber
Kleines Yang	gespannter Puls, trockener/weißer Zungenbelag auf rotem Zungenkörper, Beklemmungsgefühl im Brustkorb, bitterer Geschmack im Mund, abwechselndes Empfinden von Kälte und Hitze, Schwindel, trockener Mund ohne Durst, Appetitlosigkeit, Übelkeit/Erbrechen, Herzklopfen, Fieber
Helles Yang	tiefer Puls, trockener/dicker/weißer Zungenbelag mit rotem Zungenkörper, abdominelles Völlegefühl, trockener Mund, Fieber, Schwitzen, Durst
Großes Yin	schwacher Puls, Appetitlosigkeit, Durchfall, Müdigkeit, leichtes Frieren
Kleines Yin	dünner/schwacher Puls, Durst auf Warmes, Muskel- und Gelenkschmerzen, Kältegefühl, abdominelle Schmerzen, Obstipation, Durchfall
Weichendes Yin	tiefer Puls, Durchfall, kalte untere Extremitäten aber Hitze in der oberen Körperhälfte mit Herzklopfen

Auswahl von Rezeptur nach den sechs Krankheitsstadien

Wie bereits erwähnt, wird das Konzept der sechs Krankheitsstadien in erster Linie für die *shō*-Bestimmung bei akuten Krankheitsverläufen verwendet. Nichtsdestotrotz können die sechs Krankheitsstadien auch zur Klassifizierung von chronischen Verläufen genutzt werden.

Bei der praktischen Anwendung der sechs Krankheitsstadien empfiehlt es sich, schrittweise vorzugehen. Am einfachsten ist es, wenn man zu Beginn die Symptome und Befunde ausgehend von den Symptomkomplexen Fülle/Leere sowie Kälte/Hitze klassifiziert, um einen Eindruck zu erhalten, ob das *shō* eher durch die Yin- oder die Yang-Stadien beschrieben werden kann. Anschließend kann eine genaue Zuordnung ausgehend von den stadientypischen Befund- und Symptomkombinationen erfolgen. Innerhalb der einzelnen Stadien müssen vor allem die

Symptomkomplexe Leere und Fülle berücksichtigt werden, da anhand dieser die verschiedenen Krankheitsstadien in bis zu drei Untergruppen unterteilt werden: Leere, Fülle, Intermedio.

In der Tabelle 17 findet sich eine Übersicht der verschiedenen Stadien und der verwendeten Rezepturen. Im Fall der Yin-Stadien wurden die Beispielrezepturen nur formal den verschiedenen Stadien zugeteilt, da sich die Yin-Stadien hinsichtlich der zugeordneten Befunde und Symptome sehr ähneln und eine Unterscheidung sehr theoretisch und für die Praxis nicht zwingend erforderlich ist. Falls für einen Patienten das Yin-Stadium diagnostiziert wird, ist es pragmatischer, die einzelnen Rezepturen, die diesem Stadium zugeordnet werden, anhand weiterer *shō*-Komponenten zu differenzieren (z. B.: Symptome Yin Stadium + Durchfall + abdominelle Palpitationen = *shinbu tō*).

Tabelle 17: Rezepturen in den sechs Krankheitsstadien

Stadium	Leere/Fülle	Rezepturen (Auswahl)
Großes Yang	Fülle	*maō tō*
	Intermedio	*kakkon tō, shō seiryū tō*
	Leere	*keishi tō*
Kleines Yang	Fülle	*dai saiko tō, saiko ka ryūkotsu borei-tō*
	Intermedio	*shō saiko tō*
	Leere	*saiko keishi kankyō tō*
Helles Yang	Fülle	*dai jōki tō, tōkaku jōki tō*
	Intermedio	*byakko tō*
Großes Yin	Fülle	*dai kenchū tō, keishi ka shakuyaku tō*
	Leere	*ninjin tō*
Kleines Yin	Leere	*ninjin tō ka bushi tō, shinbu tō*
Weichendes Yin	Leere	*shinbu tō*

FRAGE 23: WAS SIND *KI* 気, *KETSU* 血, *SUI* 水?

Ki, *ketsu* und *sui* (dt. Energie, Blut und Wasser) werden in der TCM und Kampō-Medizin als Grundbausteine des Körpers angesehen. Die Symptomkomplexe, die sich von ihnen ableiten lassen, fassen Symptome und Befunde zusammen, die auf krankhafte Zustände dieser körperlichen Bestandteile zurückzuführen sind. Um diese Symptomkomplexe nutzen zu können, ist es notwendig, sich zunächst mit dem theoretischen Hintergrund der Konzepte *ki*, *ketsu* und *sui* zu beschäftigen. In diesem Sinne wird im Folgenden kurz auf den theoretischen Hintergrund eingegangen, um im Anschluss die verschiedenen Symptomkomplexe zu besprechen.[45]

Theoretische Grundlagen ki 気

Ki besitzt keine Struktur und kann weder visuell noch taktil wahrgenommen werden. Wir können es deshalb nur als ein Phänomen über seine Funktionen wahrnehmen. Zu den Funktionen des *ki*, anhand derer wir seine Existenz erkennen können, gehören das Unterstützen, Wärmen, Abwehren, Kontrollieren und Transformieren. Unterstützen bedeutet in diesem Zusammenhang, dass *ki* an verschiedensten Körperfunktionen beteiligt ist bzw. selbige durch seine antreibende Kraft ermöglicht. Darunter fallen das Wachstum und die Entwicklung des Menschen, die Funktion der inneren Organe sowie die Bildung und Zirkulation von *ketsu* und *sui* (Blut und Körperflüssigkeiten). Die wärmende Funktion des *ki* sorgt für die Aufrechterhaltung der Körpertemperatur. Abwehr heißt, dass es eine schützende Funktion vor äußeren Einflüssen besitzt (z. B. Krankheitserregern). Unter der Kontrollfunktion des *ki* sind beispielsweise die Kontrolle der Position der inneren Organe sowie die Bewegung von *ketsu* und *sui* gemeint.

[45] Dabei darf man nicht die Tatsache aus den Augen verlieren, dass der vorrangige Zweck dieser Konzepte darin besteht, Symptome und Befunde zu kategorisieren und zusammenzufassen. In Anbetracht dessen lassen sich viele in der TCM gern herangezogene pathophysiologische Überlegungen auch ohne weiteres ignorieren, was den Umgang mit diesen Symptomkomplexen wesentlich erleichtert.

Durch die transformierende Kraft des *ki*, können aus der Nahrung gewonnene Bestandteile in andere Substanzen wie Blut, Flüssigkeiten und auch in *ki* selbst umgewandelt werden.[46] Entsprechend dieser vielfältigen Funktionen können theoretisch verschiedene *ki*-Formen unterschieden werden. Da diese für das Verständnis der Symptomkomplexe jedoch nicht benötigt werden, wird an dieser Stelle darauf verzichtet.

Kikyo 気虚

Kikyo bzw. *ki*-Leere bedeutet, dass das *ki* nicht in ausreichender Menge zur Verfügung steht, was auf einen zu hohen Verbrauch (z. B. Überarbeitung, chronische Erkrankungen) oder einen unausgewogenen Lebensstil in puncto Ernährung, Schlaf, Stressmanagement etc. zurückgeführt werden kann. Der Symptomkomplex *kikyo* umfasst dementsprechend Symptome wie Müdigkeit, Antriebslosigkeit, Kraftlosigkeit, Infektanfälligkeit, Palpitationen, spontanes Schwitzen, Impotenz bzw. reduzierte Libido und eine schwache Verdauungsfunktion. In der körperlichen Untersuchung zeigt der Patient Befunde wie ein weiches Abdomen, einen blassen Zungenkörper und einen schwachen Puls. Rezepturen, deren *shō* diesen Symptomkomplex beinhalten, sind beispielsweise *ōgi kenchū tō*, *rikkunshi tō*, *hochū ekki tō* und *shō kenchū tō*.[47]

Kitai 気滞

Der Symptomkomplex *kitai* umfasst Beschwerden, die auf einen gestörten Fluss des *ki* zurückzuführen sind. Damit sind je nach Lokalisation unterschiedliche Symptome und Befunde verbunden. Im Kopf-/Halsbereich werden dem Symptomkomplex *kitai* Depression, Kopfschmerzen, Reizbarkeit und ein Kloßgefühl im Hals zugeordnet. Im Bereich von Bauch und Brustkorb sind ein Spannungs-, Beklemmungs- oder Völlegefühl typische Symptome. Manche Patienten berichten auch von einem allgemeinen körperlichen Unbehagen.

---

[46] vgl. Kaptchuk 2010

[47] Astragali Radix und Ginseng Radix sind häufig genutzte Einzeldrogen, die dem Symptomkomplex *kikyo* zugeordnet werden.

In der körperlichen Untersuchung präsentiert der Patient Befunde wie Spannungsgefühl unter dem Rippenbogen, ein geblähtes Abdomen und einen tiefen Puls. Rezepturen, deren *shō* diesen Symptomkomplex beinhalten, sind *hange kōboku tō*, *kōso san*, *kami shōyō san*, *shigyaku san* und *dai saiko tō*.[48]

Kigyaku 気逆

Der Symptomkomplex *kigyaku* (dt. umgekehrt fließendes *ki*) umfasst Symptome und Befunde, die auf eine der natürlichen Richtung entgegengesetzten Bewegung des *ki* zurückzuführen sind. Beispielsweise sollte bei der Verdauung das *ki* durch den Verdauungstrakt nach unten fließen. Tut es dies nicht und fließt in die entgegengesetzte Richtung, können Symptome wie Übelkeit, Erbrechen und Sodbrennen auftreten. Weitere Beschwerden, die *kigyaku* zugeordnet werden, sind das unangenehme Spüren des eigenen Pulses oder Herzschlages im Bereich von Bauch oder Brustkorb, Schwindel, aufsteigendes Hitzegefühl mit rotem Gesicht und kalten Füßen (jap. *nobose*), Aufstoßen oder ein plötzliches anfallsartiges Kältegefühl. Vor allem das *shō* von zimthaltigen Rezepturen wie *keishi ka ryūkotsu borei tō*, *keishi bukuryō gan*, *gorei san* etc. beinhaltet den Symptomkomplex *kigyaku*.[49]

Theoretische Grundlagen: ketsu 血 *und* sui 水

Ketsu (dt. Blut) und *sui* (dt. Körperflüssigkeiten) sind Flüssigkeiten und haben anders als das *ki* eine bestimmte Struktur. *Ketsu* wird in diesem Zusammenhang als rote Flüssigkeit beschrieben, die sich regulär innerhalb der Gefäße befindet, wohingegen *sui* als außerhalb der Gefäße befindliche Körperflüssigkeit definiert wird. Die Funktionen beider Substanzen sind prinzipiell sehr ähnlich. *Ketsu* wie *sui* befeuchten und nähren die verschiedenen Strukturen unseres Körpers. Im Fall von *ketsu* steht allerdings das Nähren und bei *sui* das Befeuchten im Vordergrund.

---

48 Aurantii immaturus Fructus, Magnoliae Cortex, Perillae Folia und Rhei Rhizoma sind Einzeldrogen, die dem Symptomkomplex *kitai* zugeordnet werden.

49 Auch Rezepturen, die z. B. Coptidis Rhizoma, Concheae Ostrea, Evodiae Fructus oder Fossilia Ossis Mastodi enthalten, können zur Therapie der erwähnten Symptome genutzt werden.

Oketsu 瘀血

Dem Symptomkomplex *oketsu* (dt. Blut-Stagnation) werden eine Reihe von Symptomen zugeordnet, die auf eine gestörte Zirkulation des Blutes zurückzuführen sind und zumindest im Ansatz mit den Vorstellungen der wissenschaftlich orientierten Medizin vereinbar sind. Dazu zählen die Neigung zu blauen Flecken, Krampfadern, Regelschmerzen, dunkel gefärbtes Menstruationsblut, gestaute Venen an der Zungenunterseite, bläulich-violette Färbung von Lippen oder Zunge und Hämorrhoiden. Neben diesen Beschwerden, deren Zusammenhang mit einem gestörten Blutfluss relativ nachvollziehbar ist, umfasst der Symptomkomplex *oketsu* weitere Symptome und Befunde wie dunkles Hautkolorit, Mundtrockenheit, großen Appetit/Heißhunger, abdominelles Völlegefühl, Verstopfung, Kältegefühl in Händen und Füßen und schmerzhafte Verhärtungen unterhalb des Bauchnabels. Außerdem berichten Frauen, dass ihre Beschwerden um den Zeitraum von Menstruation oder Menopause auftreten bzw. sich verschlimmern. Rezepturen, deren *shō* den Symptomkomplex *oketsu* beinhalten, sind unter anderem *keishi bukuryō gan*, *tōki shakuyaku san*, *tōkaku jōki tō* und *kami shōyō san*.[50]

Kekkyo 血虚

Kekkyo (dt. Blut-Leere) ist wie der Symptomkomplex *kikyo* eine Manifestation des Leere-*shō*.[51] In beiden Fällen beklagt der Patient Beschwerden wie Müdigkeit und reduzierte Leistungsfähigkeit. Die Bauchdecke ist weich und der Puls schwach. Neben diesen Symptomen des Leere-*shō* ist *kekkyo* gekennzeichnet durch ein blasses Hautkolorit, brüchige Nägel, Haarausfall, trockene Haut, Schwindel, Palpitationen und Konzentrations- sowie Schlafstörungen. Rezepturen, deren *shō* den Systemkomplex *kekkyo* abdecken, sind beispielsweise *tōki shakuyaku san*, *shimotsu tō*, *unkei tō* und *tōki inshi*.[52]

---

[50] Angelicae Radix, Persicae Semen, Moutan Cortex und Cnidii Rhizoma sind Einzeldrogen, die zur Therapie der Beschwerden des Symptomkomplexes *oketsu* genutzt werden.

[51] *Kekkyo* und *kikyo* treten häufig gemeinsam auf.

[52] Angelicae Radix, Rhemanniae Radix, Cnidii Rhizoma und Paeoniae Radix sind Einzeldrogen, die dem Symptomkomplex *kekkyo* zugeordnet werden.

Suidoku 水毒

Unter dem Symptomkomplex *suidoku* (dt. Wassergift) werden Symptome und Befunde zusammengefasst, die mit einer krankhaften Verteilung, Aufnahme oder Abgabe von Flüssigkeiten in Verbindung stehen. Im Einzelnen werden darunter Symptome wie Ödeme, starker Durst, verstärktes Schwitzen, zu häufiges/vermindertes und nächtliches Wasserlassen zusammengefasst. Weitere Symptome und Befunde, die dem Symptomkomplex *suidoku* zugeordnet werden, jedoch nicht unmittelbar einer Störung des Wasserhaushaltes entsprechen, sind Schwindel, Tinnitus, Erbrechen, wässrige Durchfälle, Kopfschmerzen oder Schwellungen (z. B. von Gelenken).

Tabelle 18: *Suidoku*-Formen

***suidoku*-Typen**	**Symptome**
Magen-Darm-Typ	Erbrechen, Übelkeit, wässrige Durchfälle, dicker/feuchter Zungenbelag
Gelenk-Typ	Gelenkschwellung, Gelenkergüsse, verstärkte Beschwerden bei regnerischem Wetter
Körper-Typ	Schwindel, Tinnitus, Kopfschmerzen, häufiges/nächtliches/vermindertes Wasserlassen, Ödeme, verstärktes Schwitzen, Durst, Symptome bei regnerischem Wetter verstärkt, glatter Puls
Thorakaler-Typ	Luftnot, Husten, Auswurf

Entsprechend der Symptom- bzw. Befundlokalisation kann der Symptomkomplex *suidoku* in weitere vier Subtypen unterteilt werden, die in Tabelle 18 aufgelistet werden. Rezepturen, deren *shō* den Symptomkomplex *suidoku* beinhalten, sind unter anderem *gorei san*, *shinbu tō*, *chōrei tō*, *bukuryō in*, *keishi bukuryō gan* und *tōki shakujaku san.*[53]

Zusammenfassung zu den Symptomkomplexen ki, ketsu *und* sui

Nachfolgend sind zur besseren Übersichtlichkeit die wesentlichen Punkte zu den Symptomkomplexen *ki*, *ketsu* und *sui* zusammengefasst. An dieser Stelle sei noch einmal betont, dass es nicht primär darum

[53] Atractylodis lanceae Rhizoma, Pachyma Hoelen, Polyporus, Atractylodis ovatae Rhizoma und Alismatis Rhizoma sind Einzeldrogen, die dem Symptomkomplex *suidoku* zugeordnet werden.

geht, eine Diagnose wie *suidoku* oder *oketsu* zu stellen. Der Nutzen der Symptomkomplexe besteht darin, die Symptome des Patienten zu klassifizieren, zusammenzufassen und so die *shō*-Bestimmung zu erleichtern.

Tabelle 19: Zusammenfassung der Symptomkomplexe *ki, ketsu, sui*

	Symptome und Befunde		**Rezepturen/Einzeldrogen**
kikyo	Müdigkeit, Kraftlosigkeit, Infektanfälligkeit, empfindlicher Magen-Darmtrakt	Abdomen weich, blasser Zungenkörper, schwacher Puls	*ōgi kenchū tō, rikkunshi tō, hochū ekki tō, shō kenchū tō*/Astragali Radix, Ginseng Radix
kitai	Spannungsgefühl oder Beklemmungsgefühl/körperliches Missbehagen, abdominelles Völlegefühl, Depression, Reizbarkeit, muskuläre und mentale Anspannung	*kyōkyōkuman*, tiefer Puls	*hange kōboku tō, kōso san, kihi tō, kami shōyō san, shigyaku san, dai saiko tō*/ Aurantii immaturus Fructus, Magnoliae Cortex, Perillae Folia, Rhei Rhizoma
kigyaku	thorakale oder abdominelle Palpitationen, Schwindel, *nobose*	*fukobudoki*, rotes Gesicht und kalte Füße	*keishi ka ryūkotsu borei tō, keishi bukuryō gan, gorei san*/Cinnamomi Cortex, Glycyrrhizae Radix
oketsu	Neigung zu blauen Flecken, Krampfadern, Dysmenorrhoe, dunkles Mentruationsblut, Hämorrhoiden, Mundtrockenheit, Heißhunger, abdominelles Völlegefühl, Verstopfung, Kältegefühl in Händen/Füßen	gestaute Zungengrundvenen, schmerzhafte abdominelle Verhärtungen, dunkles Hautkolorit	*keishi bukuryō gan, tōki shakuyaku san, tōkaku jōki tō* und *kami shōyō san*/ Angelicae Radix, Persicae Semen, Moutan Cortex, Cnidii Rhizoma
kekkyo	Müdigkeit, reduzierte Leistungsfähigkeit, brüchige Nägel, Haarausfall, Schwindel, Palpitationen, Konzentations- sowie Schlafstörungen	trockene und blasse Haut, weiches Abdomen, Puls schwach	*shimotsu tō, jūzen taiho tō, tōki shakuyaku san*/ Angelicae Radix, Rhemanniae Radix, Cnidii Rhizoma
suidoku	Ödeme, starker Durst, verstärktes Schwitzen, nächtliches und vermehrtes Wasserlassen, Schwindel, Tinnitus, Erbrechen, wässrige Durchfälle, Kopfschmerzen	*shinkabushin suion*, Puls glatt, Zungenkörper mit Zahneindrücken, feuchter Zungenbelag	*gorei san, shinbu tō, chōrei tō, bukuryō in*/Atractylodis lanceae Rhizoma, Pachyma Hoelen, Polyporus, Atractylodis ovatae Rhizoma und Alismatis Rhizoma

Frage 24: Was sind die fünf Wandlungsphasen und Funktionskreise?

Die fünf Funktionskreise und Wandlungsphasen gehören wie die Theorie von Yin und Yang zu den zentralen Konzepten der TCM und sind von großer Bedeutung für die Erstellung therapeutischer Konzepte. Für die Kampō-Medizin spielen die fünf Funktionskreise hingegen nur eine untergeordnete Rolle und fließen in der Regel nur zu einem unwesentlichen Teil in die Überlegungen zur *shō*-Bestimmung ein. Da sie im Kontext traditioneller asiatischer Behandlungsformen jedoch häufig Erwähnung finden, sei an dieser Stelle kurz erklärt, worum es sich dabei handelt und welche Bedeutung ihnen im Rahmen der Kampō-Medizin zukommt.

Die fünf Wandlungsphasen 五行

Die fünf Wandlungsphasen (jap. *gogyō*) sind ein weiteres Klassifizierungssystem und neben der Theorie von Yin und Yang ein wichtiges Konzept in der chinesischen Weltanschauung. Im Kern versucht dieses System alle Phänomene und Interaktionen des Körpers, der Umwelt und des gesamten Universums in fünf Kategorien, den sogenannten *fünf Elementen oder Wandlungsphasen (Holz, Feuer, Erde, Metall und Wasser)* abzubilden.

Tabelle 20: Die fünf Wandlungsphasen und Elemente

	Holz	**Feuer**	**Erde**	**Metall**	**Wasser**
Funktionskreis	Leber/ Gallenblase	Herz/ Dünndarm	Milz/ Magen	Lunge/ Dickdarm	Niere/ Blase
Jahreszeit	Frühling	Sommer	Spätsommer	Herbst	Winter
Geschmack	sauer	bitter	süß	würzig	salzig
Farbe	grün	rot	gelb	weiß	schwarz
Emotion	Ärger	Freude	Sorgen/ Denken	Melancholie/ Depression	Angst
Gewebe	Sehnen/ Bänder	Gefäße	Muskulatur	Haut, Hauthaare	Knochen, Kopfhaar
Witterung	Wind	Hitze	Feuchtigkeit	Trockenheit	Kälte

Alles, was wir um uns und in uns wahrnehmen können, wird diesen fünf Kategorien zugeordnet, wobei zwischen den Kategorien wiederum bestimmte Beziehungen oder Interaktionen bestehen. So ordnet die Theorie der fünf Elemente nicht nur, sondern erklärt auch Interaktionen zwischen den verschiedenen Kategorien und damit den Dingen, die den Kategorien zugeordnet werden. Die Tabelle 20 stellt die fünf Elemente und die ihnen zugeordneten Aspekte dar.

Die fünf Funktionskreise 五臓

Die Theorie der fünf Funktionskreise (jap. *gozō*) ist die Anwendung der Theorie der fünf Wandlungsphasen auf körperliche Strukturen, Symptome und Funktionen. Entsprechend der Tabelle 20 ist jeder Wandlungsphase ein bestimmter Funktionskreis zugeordnet, der den Namen eines inneren Organs trägt (Leber, Herz, Milz, Lunge, Niere). Die fünf Funktionskreise repräsentieren dabei keinesfalls nur Organfunktionen im Sinne der naturwissenschaftlich fundierten Medizin. Ihre Funktionen weichen mitunter deutlich von denen ab, die den Organen nach der naturwissenschaftlich fundierten Medizin zugeschrieben werden. Daher kann es durchaus vorkommen, dass die Leber im Sinne der naturwissenschaftlich fundierten Medizin völlig gesund ist, wohingegen das Organ bzw. der Funktionskreis Leber ausgehend von der Theorie der fünf Funktionskreise in seiner Funktion gestört ist.

Als Symptomkomplexe zur *shō*-Bestimmung werden hier die wichtigsten und am häufigsten berücksichtigten krankhaften Zustände des Konzepts der Funktionskreise vorgestellt. Bei den *shō*-Formen handelt es sich im Einzelnen um die Nieren-Leere, Milz-Leere, Leber-Fülle und Herz-Feuer. Analog zu den anderen Symptomkomplexen fassen auch diese eine Reihe von Symptomen und Befunden zusammen, denen bestimmte Rezepturen oder Einzeldrogen zugeordnet werden können. Das Besondere ist, dass sich diese Symptome und Befunde aus einer „Fehlfunktion" des entsprechenden Organs ableiten lassen. So ist die Hauptfunktion der Milz die Verdauung. Die Niere hingegen speichert *ki*, unterstützt alle Körperfunktionen (insbesondere die Infektabwehr, Blutbildung und Reproduktion) und reguliert das *sui*. Die Leber wiederum reguliert die Bewegung des *ki* im Körper und die Emotionen, unterstützt die Verdauung sowie die Zirkulation von *ketsu* und *sui*. Außerdem reguliert sie die Menstruation und Ejakulation. Zeigt der Patient eine Störung der zugeordneten

Funktionen (z. B. Durchfall als Zeichen einer gestörten Verdauungsfunktion), kann auf einen entsprechenden Symptomkomplex geschlossen werden (z. B. Milz-Leere). Eine Zusammenfassung der relevanten Symptomkomplexe findet sich in Tabelle 21.

Tabelle 21: Häufige krankhafte Zustände der Funktionskreise

Symptom-komplex	Symptome und Befunde	Rezepturen
Herz-Feuer	Unruhe, Nervosität, Schlafstörungen, Reizbarkeit, Brennen/Beklemmungsgefühl im Brustkorb, Mundtrockenheit, Durst	*ōren akyō tō*, *seishin renshi in*
Nieren-Leere	Kältegefühl in den Extremitäten, häufiges/seltenes Wasserlassen, reduzierte Sehfähigkeit, Schmerzen im Bereich des unteren Rückens, Schwäche im Bereich der Beine, reduzierte Hörfunktion und Tinnitus im Alter, *shōfuku fujin*	*hachimi gan*, *gosha jinki gan*
Milz-Leere	Appetitlosigkeit, Durchfall, weicher Stuhlgang, Schweregefühl in der Magengegend, weiche Bauchdecke, schlechte Verdauungsfunktion, Müdigkeit nach dem Essen	*rikkunshi tō*, *ninjin tō*, *hochū ekki tō*
Leber-Fülle	Reizbarkeit, Schlafstörungen, *kyōkyōkuman*, Muskelkrämpfe und -zuckungen, Nervosität, emotional labil	*yoku kan san*, *saiko ka ryūkotsu borei tō*, *kami shōyō san*

Frage 25: Wo kann ich mich mit Kampō therapieren lassen?

Innerhalb Japans ist prinzipiell jeder Arzt in der Lage, Kampō-Rezepturen zu verschreiben. Möchte man sich jedoch speziell mit Kampō behandeln lassen, sollte man darauf achten, dass der Arzt eine Weiterbildung im Bereich Kampō-Medizin absolviert hat. Zwei sehr renommierte Anlaufstellen sind diesbezüglich das *Oriental Medicine Research Center* der Kitasato-Universität und das *Center for Kampō Medicine* der Keiō-Universität. Beide Zentren befinden sich in Tokyo und verfügen über englischsprachige Internetseiten. Darüber hinaus ist es in Japan möglich, Kampō-Rezepturen als sogenannte *over the counter drug* auch als medizinischer Laie in Apotheken zu erwerben. In diesem Fall handelt es sich allerdings um Rezepturen in einer abgeschwächten Dosierung. Ob und wie gut diese „reduzierten" Rezepturen helfen, kann aufgrund mangelnder Erfahrung an dieser Stelle nicht geklärt werden. Eine weitere Möglichkeit zur Therapie mit Kampō im weiteren Sinne besteht mittlerweile auch über zahlreiche Boutiquen, die Kampō als mehr oder weniger teures Lifestyle-Produkt in Form von Cremes, Lotions oder Tees anbieten.

Außerhalb Japans sind Kampō-Ärzte leider recht schwer zu finden. Bei Interesse bzw. Bedarf kann allerdings über den Autor Kontakt zu Therapeuten in Deutschland, England, Spanien und Österreich hergestellt werden. Weiterhin bietet die DÄGfA (Deutsche Ärztegesellschaft für Akupunktur) seit mehreren Jahren eine Kursreihe zum Thema Kampō an. Ärzte mit einer entsprechenden Weiterbildung können ebenfalls Kampō-Rezepturen verordnen.

Anhang

Japanische Begriffe

Nachfolgend findet sich ein kleiner Auszug verschiedener japanischer Begriffe, die in der Kampō-Medizin häufig verwendet werden. Ausführliche Erläuterungen zu den einzelnen Begriffen sind den jeweiligen Kapiteln zu entnehmen.

Japanischer Begriff	Schriftzeichen	Deutsche Übersetzung
Grundbegriffe		
shō	証	Symptomkombination
hyō	表	Außen
ri	裏	Innen
jitsu	実	Fülle
kyo	虚	Leere
netsu	熱	Hitze
kan	寒	Kälte
gogyō	五行	fünf Wandlungsphasen
gozō	五臓	fünf Funktionskreise
hachikō benshō	八綱弁証	acht Leitkriterien
san'in sanyō	三陰三陽	sechs Krankheitsstadien
Symptomkomplexe		
ki	気	Energie, Wirkung
ketsu	血	Blut
sui	水	Wasser, Körperflüssigkeiten
oketsu	瘀血	Blutstagnation
kekkyo	血虚	Blut-Leere oder -Mangel
kitai	気滞	*ki*-Stagnation
kikyo	気虚	*ki*-Leere
kigyaku	気逆	entgegengesetzt strömendes *ki*
suidoku	水毒	Wassergift
Darreichungsformen von Kampō-Rezepturen		
tō	湯	Dekokt
gan	丸	Pille
san	散	Pulver
ekisu	エキス	Granulat

Japanischer Begriff	Schriftzeichen	Deutsche Übersetzung
Diagnostik		
fukushin	腹診	Bauchdeckendiagnostik
myakushin	脈診	Pulsdiagnose
monshin	問診	Befragen/Anamnese
sesshin	切診	Tasten/Palpation
bōshin	望診	Betrachten/Inspektion
bunshin	聞診	Hören/Auskultation
zesshin	舌診	Zungendiagnose
shōfuku fujin	小腹不仁	Schwäche im unteren Abdomen
fukubu dōki	腹部動悸	Abdominelle Palpitationen
fukuman	腹満	Geblähtes Abdomen
shinka hikō	心下痞硬	Epigastrisches Unbehagen
kyōkyōkuman	胸脇苦満	Rippenbogenspannung
fukuchokukin renkyū	腹直筋攣急	gespannter Rektusmuskel
shinkabushin suion	心下部振水音	Epigastrisches Plätschern
zendō fuon	蠕動不穏	Sichtbare Darmbewegung
shōfuku kyūketsu	小腹急結	Schmerzhafte Punkte (*oketsu*-Druckpunkte) im unteren Abdomen

Kampō-Diagnosebogen[54]

Patient:		
Aktuelle Beschwerden:		
***shō* nach Symptommustern**		
Sechs Kategorien	Innen • Außen Fülle • Leere Hitze • Kälte	
***ki*, Blut, Körperflüssigkeit**	*ki*-Leere *ki*-Stagnation *ki*-Gegenfluss	Blut-Leere Blut-Stagnation
Fünf Organe	Nieren-Leere • Milz-Leere • Leber-Fülle • Herz-Feuer	
Krankheitsstadien	Großes Yang • Helles Yang • Kleines Yang • Yin Stadium	
Rezeptur		
Weitere mögliche Rezepturen		

[54] Die Inhalte des Diagnosebogens, der Symptomtabelle, der Beschwerdelokalisation und Körperliche Untersuchung in der Kampō-Medizin orientieren sich inhaltlich an dem aktuellen Diagnosebogen des Oriental Medicine Reserach Centers der Kitasato-Universität (Stand 2015), vgl. auch Hanawa 2003

Symptomtabelle

Anmerkungen zum Ausfüllen der Tabelle: Bitte unterstreichen Sie die zutreffenden Symptome. Bei starker Ausprägung unterstreichen Sie bitte das jeweilige Symptom doppelt.
Allgemeine Symptome
ich ermüde leicht • ich fühle mich schlapp • Ich schwitze nachts • ich schwitze kaum • ich schwitze leicht bzw. verstärkt (Wo? ....) • ich verspüre ein unangenehmes Hitzegefühl (Wo? ....) • ich verspüre ein unangenehmes Kältegefühl (Wo? ....) • Ödeme (Wo? ....)
Schlaf
ich schlafe normal • ich kann nicht schlafen: Ich kann nicht einschlafen/ich wache in der Nacht auf/der Schlaf ist nicht erholsam • ich träume viel • ich werde tagsüber müde
Appetit
mein Appetit ist normal • ich tendiere dazu, zu viel zu essen • ich kann nicht essen • trotz gutem Appetit kann ich nicht essen/ich habe keinen Appetit • ich esse gerne: Süßes/Saures/Scharfes/Bitteres
Urin
ich gehe tagsüber .... Mal und nachts .... Mal auf Toilette • Urinmenge: Gering/groß/normal • Schmerzen beim Wasserlassen • das Wasserlassen fällt mir schwer • nach dem Wasserlassen habe ich das Gefühl, dass es unvollständig war • ich kann den Urin nicht halten
Stuhlgang und abdominelles Befinden
ich gehe tagsüber .... Mal und nachts .... Mal auf Toilette • Verstopfung • Durchfall • Schmerzen beim Stuhlgang • Stuhlentleerung fällt schwer • Stuhlmenge: Gering/groß/normal • ich habe Hämorrhoiden • nach dem Stuhlgang habe ich das Gefühl, dass dieser unvollständig war • mein Stuhl hat folgende Konsistenz: Hart/weich/blutig/schleimig/übelriechend/eitrig
Abdominelles Befinden
Bauchschmerzen (Wie? Dumpf/stechend/brennend/mit Kältegefühl//Wo? Oberbauch/Unterbauch/Leistenregion//Wann? Nach dem Essen/unregelmäßig/beim Stuhlgang/vor dem Stuhlgang/bei Stress//Was lindert? Wärme/Kälte/Entspannung) • Aufstoßen • Sodbrennen • Völlegefühl • Blähungen
Kopf
Kopfschmerzen • Schweregefühl im Kopf • Kopf fühlt sich leicht an • Schwindel (Drehen, Schwanken, Gehunsicherheit) • ich erröte leicht mit/ohne Kältegefühl im Bereich von Händen und/oder Füßen
Bewegungsapparat (Rücken, Gelenke, Nacken, Schultern etc.)
Verspannungen (Wo? Nacken, Schultern, oberer/unterer Rücken) Schmerzen • (Wo? ...... /Was lindert? Wärme, Kälte, Entspannung) • Wadenkrämpfe • Gelenkschwellungen

Augen
meine Sehfähigkeit ist reduziert • ich sehe häufig verschwommen • ich habe oft rote Augen • ich bekomme leicht Augenringe • tränende Augen (evtl. mit Juckreiz)
Nase
laufende Nase (klarer/trüber Ausfluss) • häufiges Niesen • verstopfte Nase • Nasenbluten
Ohren
ich höre schlecht • Ohrensausen (hell/dumpf) • Ohrenschmerzen
Mentale Symptome
Vergesslichkeit • keine Motivation • Panik • Angst • Depression • Reizbarkeit
Mund und Rachen
trockener Mund (mit/ohne Durst) • bitterer Geschmack • viel Speichel im Mund • Zungenschmerz • Aphten • Gefühl, dass im Rachen Schleim entlangläuft • Halsschmerzen • unangenehmes Gefühl im Hals • Gefühl, als ob mir der Hals zugeschnürt wird
Brustkorb
Beklemmungsgefühl • Palpitationen • Brennen/Hitzegefühl • Husten • Atemnot
Haut
Juckreiz • Akne • brüchige Nägel • Haarausfall • trockene Haut
Extremitäten
Muskelkrämpfe • taube Gliedmaßen • kraftlose Arme/Beine • Unsicherheit beim Gehen/Stehen • Gelenke sind steif und unbeweglich (Wo? ....)
Menstruation
irregulärer Zyklus • starke Regelblutung • kaum Regelblutung • Schmerzen/abdominelle Krämpfe während der Regel • Unbehagen/Gereiztheit vor der Regelblutung

Beschwerdelokalisation[55]

<table>
<tr><td colspan="2">Anmerkungen zur Vervollständigung der Figur: Bitte markieren Sie zunächst die Art der Beschwerden in der folgenden Tabelle und markieren Sie anschließend die Lokalisation der Beschwerden auf der Zeichnung, indem Sie die betreffende Region schraffieren.</td></tr>
<tr><th>Art</th><th>Lokalisation</th></tr>
<tr><td>Schmerzen</td><td rowspan="8">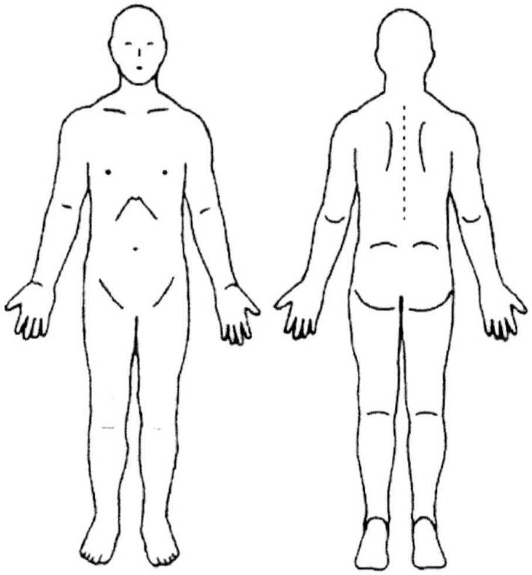</td></tr>
<tr><td>Verspannungen</td></tr>
<tr><td>Taubheit</td></tr>
<tr><td>Krämpfe</td></tr>
<tr><td>Schwellung</td></tr>
<tr><td>Kältegefühl</td></tr>
<tr><td>Hitzegefühl</td></tr>
<tr><td>Juckreiz</td></tr>
<tr><td>Andere Art von körperlichen Beschwerden:</td><td></td></tr>
</table>

[55] Die Abbildung entstammt mit freundlicher Genehmigung dem Diagnosebogen des Oriental Medicine Reserach Centers der Kitasato-Universität (Stand 2015)

Körperliche Untersuchung in der Kampō-Medizin

Zungendiagnostik			
Belag		Zungenkörper	
Feuchtigkeit	feucht • normal • trocken	Feuchtigkeit	feucht • normal • trocken
Farbe	weiß • hellgelb • tief gelb • schwarz	Farbe	blass • leicht rot • rot • tiefrot
Dicke	kein Belag • dünn • mittel • dick	Größe	groß • klein
Landkartenförmig	ja • nein	Zahnabdrücke	ja • nein
		rote Punkte	ja • nein
		violette Punkte	ja • nein
		gestaute Grundvenen	ja • nein
		Spalten	ja • nein

Pulsdiagnostik	
oberflächlich • • • tief	sehnenartig • • • gespannt
kräftig • • • schwach	glatt • • • rau
schnell • • • langsam	breit • • • schmal

Bauchdeckendiagnostik		
Bauchdeckenspannung	1 • • • 5	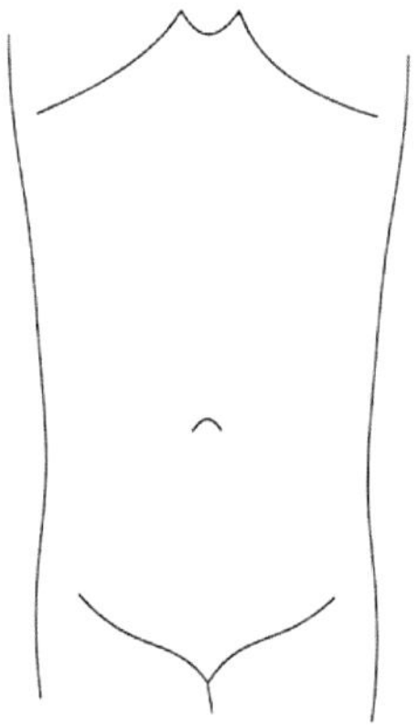
Geblähtes Abdomen	ja • nein	
Unbehagen im Epigastrium	ja • nein	
Magenplätschern	ja • nein	
Rippenbogenspannung	Rechts: ja • nein Links: ja • nein	
Palpitationen: ja • nein	Ober-/Mittel-/Unterbauch	
gespannter Rektusmuskel	Rechts: ja • nein Links: ja • nein	
Prominente Linea alba	ja • nein	
Sichtbare Darmperistaltik	ja • nein	
Untere abdominelle Schwäche	ja • nein	
oketsu-Druckpunkte	ja • nein	

Quellen- und Literaturverzeichnis

[Arai et al. 2012] Arai M, Katai S, Muramatsu S-i, Namiki T, Hanawa T, Izumi S-i. *Current status of Kampō medicine curricula in all Japanese medical schools*. BMC Complementary and Alternative Medicine 2012; 12: 207.

[Ahrens 2015] Ahrens T. *Kampō as a convenient approach to traditional Asian herbal medicine*. International Conference for Japanese Kampō Medicine. Vienna; 2015.

[Ahrens 2017] Ahrens T. *Kampō in der Gastroenterologie: Praktikable Konzepte für die integrative Therapie von Beschwerden des Gastrointestinaltraktes mit traditioneller japanischer Phytotherapie*. Zeitschrift für Phytotherapie 2017; 38(06): 260–265.

[Arakawa et al. 2006] Arakawa K, Saruta T, Abe K, et al. *Improvement of accessory symptoms of hypertension by Tsumura Orengedokuto Extract, a four herbal drugs containing Kampō-Medicine Granules for ethical use: A double-blind, placebo-controlled study*. Phytomedicine 2006; 13(1–2): 1–10.

[Casser et al. 2016] Casser H-R, Seddigh S, Rauschmann M. *Acute Lumbar Back Pain: Investigation, Differential Diagnosis, and Treatment*. Deutsches Ärzteblatt International 2016; 113(13): 223–34.

[Eberhard 1985] Eberhard U. *Kampō eine Alternative zur westlichen Medizin*. Tokyo: Deutsche Gesellschaft für Natur- und Völkerkunde Ostasiens; 1985.

[Eberhard 2003] Eberhard U. *Leitfaden Kampō-Medizin: Japanische Phytotherapie*. München: Elsevier, Urban & Fischer; 2003.

[Eberhard 2004] Eberhard U. *Kampō – die japanische Phytotherapie – ein Überblick*. Deutsche Zeitschrift für Akupunktur 2004; 47(2).

[Endo et al. 2006] Endo S, Nishida T, Nishikawa K, et al. *Dai-kenchu-to, a Chinese herbal medicine, improves stasis of patients with total gastrectomy and jejunal pouch interposition*. The American Journal of Surgery 2006; 192(1): 9–13.

[Hanawa 2003] Hanawa T. *Kampō shinryo no ressun*. Tokyo: Kanehara Shuppan; 2003.

[Hioki et al. 2004] Hioki C, Yoshimoto K, Yoshida T. *Efficacy of Bofu-tsusho-san, an oriental herbal medicine, in obese Japanese women with impaired glucose tolerance*. Clinical and Experimental Pharmacology and Physiology 2004; 31(9): 614–9.

[Imazu et al. 2006] Imazu Y, Tsuiji K, Toda T, et al. *Juzentaihoto reduces post-partial hepatectomy hyperammonemia by stabilizing intestinal microbiota.* Journal of Traditional Medicines 2006; 23(6): 208–15.

[Irifune et al. 2011] Irifune K, Hamada H, Ito R, et al. *Antitussive effect of bakumondoto a fixed Kampō medicine (six herbal components) for treatment of post-infectious prolonged cough: Controlled clinical pilot study with 19 patients.* Phytomedicine 2011; 18(8–9): 630–3.

[Ito et al. 2012] Ito A, Munakata K, Imazu Y, Watanabe K. *First nationwide attitude survey of Japanese physicians on the use of traditional Japanese medicine (Kampō) in cancer treatment.* Evidence-based Complementary Alternative Medicine 2012; 2012: 957082.

[JSOM 2010] Japan Society for Oriental Medicine: *Evidence Reports of Kampō Treatment 2010*: 345 Randomized Controlled Trials. Tokyo: 2010.

[JSOM 2014] Japan Society for Oriental Medicine, Pharmaceutical Society for W-Y. *Traditional & Kampō medicine* 2014.

[Katayama et al. 2013] Katayama K, Yoshino T, Munakata K, et al. *Prescription of Kampō drugs in the Japanese health care insurance program.* Evidence-based Complementary Alternative Medicine 2013; 2013: 576973.

[Kutcha 2014a] Kuchta K. *Traditionelle Japanische Medizin – Kampō Teil 1.* Zeitschrift für Phytotherapie 2014; 35(02): 79–84.

[Kutcha 2014b] Kuchta K. *Traditionelle Japanische Medizin – Kampō Teil 2.* Zeitschrift für Phytotherapie 2014; 35(03): 128–35.

[Kutcha 2014c] Kuchta K. *Traditionelle Japanische Medizin – Kampō Teil 3.* Zeitschrift für Phytotherapie 2014; 35(04): 172–5.

[Kutcha 2014d] Kuchta K. *Traditionelle Japanische Medizin – Kampō Teil 4.* Zeitschrift für Phytotherapie 2014; 35(05): 224–7.

[Matsumoto et al. 2008] Matsumoto C, Kojima T, Ogawa K, et al. *A Proteomic Approach for the Diagnosis of ‚Oketsu' (blood stasis), a Pathophysiologic Concept of Japanese Traditional (Kampō) Medicine.* Evidence-based Complementary and Alternative Medicine 2008; 5(4): 463–74.

[Mitsuma 2007] Mitsuma T. *Hajimete no Kampō shinryo noto*: Igaku Shoin; 2007.

[Moschik et al. 2012] Moschik EC, Mercado C, Yoshino T, Matsuura K, Watanabe K. *Usage and attitudes of physicians in Japan concerning traditional Japanese medicine (Kampō medicine): A descriptive evaluation of a representative questionnaire-based survey.* Evidence-based Complementary and Alternative Medicine 2012: 139818.

[Mukaida et al. 2011] Mukaida K, Hattori N, Kondo K, et al. *A pilot study of the multiherb Kampō medicine bakumondoto for cough in patients with chronic obstructive pulmonary disease*. Phytomedicine 2011; 18(8–9): 625–9.

[Motoo et al. 2011] Motoo Y, Seki T, Tsutani K. *Traditional Japanese medicine, Kampō: Its history and current status*. Chinese Journal of Integrative Medicine 2011; 17(2): 85–7.

[Motoo et al. 2014] Motoo Y, Arai I, Tsutani K. *Use of Kampō Diagnosis in Randomized Controlled Trials of Kampō Products in Japan: A Systematic Review*. PLOS ONE 2014; 9(8): e104422.

[Odaguchi et al. 2006] Odaguchi H, Wakasugi A, Ito H, et al. *The efficacy of goshuyuto, a typical Kampō (Japanese herbal medicine) formula, in preventing episodes of headache*. Current Medical Research and Opinion 2006; 22(8): 1587–97.

[Oka et al. 2014] Oka T, Okumi H, Nishida S, et al. *Effects of Kampō on functional gastrointestinal disorders*. BioPsychoSocial Medicine 2014; 8(1): 5.

[Otsuka 1976] Otsuka K. *Kampō: Geschichte, Theorie und Praxis der chinesisch-japanischen traditionellen Medizin* 1976.

[Otsuka 1984] Otsuka K. *Thirty years of Kampō: Selected case studies of an herbal doctor*. Long Beach, CA, U.S.A: Oriental Healing Arts Institute; 1984.

[Otsuka 2010] Otsuka K. *Kampō: A clinical guide to theory and practice*. Edinburgh; Toronto: Elsevier; 2010.

[Otsuka et al. 2000] Otsuka Y, Otsuka Y, Watanabe K. *Shoko ni yoru Kampō chiryo no jissai* 2000.

[Reißenweber 2014] Reißenweber-Hewel H. Japanese Kampō Medicine. PHARMAKON 2014; 2(2): 127–34.

[Reißenweber et al. 2000] Reißenweber-Hewel H, Schäfer S. *Japanische Phytotherapie (Kampō)-Klinische Relevanz und Qualitätssicherung in der Modernen Medizin*. In: Rietbrock N, ed. Phytopharmaka VI: Forschung und klinische Anwendung. Heidelberg: Steinkopff; 2000: 271–7.

[Ramalingam et al. 2015] Ramalingam M and Kim SJ. Toxicological and Pharmacological Studies of Asiasari Radix et Rhizoma: A Review. Tropical Journal of Pharmaceutical Research 2015; 14 (3): 545–554.

[Ramesh et al. 2009] Ramesh T, Lee K, Lee HW and Kim SJ. Subacute toxicological evaluation of Asiasari radix methanol extract. Drug and Chemical Toxicology 2009, 32:3, 243–251.

[Sato et al. 2005] Sato Y, Nihon Toyo I. *Introduction to Kampō: Japanese traditional medicine*. Tokyo: Elsevier Japan; 2005.

[Satoh et al. 2005] Satoh N, Sakai S, Kogure T, et al. *A randomized double blind placebo-controlled clinical trial of Hochuekkito, a traditional herbal medicine, in the treatment of elderly patients with weakness N of one and responder restricted design*. Phytomedicine 2005; 12(8): 549–54.

[Suzuki et al. 2014] Suzuki H, Matsuzaki J, Fukushima Y, et al. *Randomized clinical trial: Rikkunshito in the treatment of functional dyspepsia – a multicenter, double-blind, randomized, placebo controlled study*. Neurogastroenterology & Motility 2014; 26(7): 950–61.

[Suzuki et al. 2005] Suzuki T, Futami S, Igari Y, et al. *A chinese herbal medicine, choto-san, improves cognitive function and activities of daily living of patients with dementia: A double-blind, randomized, placebo-controlled study*. Journal of the American Geriatrics Society 2005; 53(12): 2238–40.

[Takashima et al. 2012] Takashima K, Munakata K, Tsuiji K, Yamamoto M, Watanabe K. *Kampō medicines induce formula-dependent changes in the intestinal flora of mice*. Journal of Traditional Medicines 2012; 29(4): 179–85.

[Takayama et al. 1988] Takayama K. *Fukusho zukai kanpo joyo shoho kaisetsu* 1988.

[Takemi 1985] Takemi T. *Herbal medicine: Kampō, past and present*. Tokyo: Tsumura Juntendo; 1985.

[Tao 2007] Tao IF. *Grundkonzepte der chinesischen Medizin: TCM in neuem Licht*. KVC-Verlag; 2007.

[Terasawa 1993] Terasawa K. *Kampō: Japanese-oriental medicine – Insights from clinical cases*. Tokyo, Japan: K. K. Standard McIntyre; 1993.

[Terasawa 2004a] Terasawa K. *Evidence-based Reconstruction of Kampō Medicine: Part I – Is Kampō CAM?* Evidence-based Complementary and Alternative Medicine 2004; 1(1): 11–6.

[Terasawa 2004b] Terasawa K. *Evidence-based Reconstruction of Kampō Medicine: Part II – The Concept of Shō*. Evidence-based Complementary and Alternative Medicine 2004; 1(2): 119–23.

[Terasawa 2004c] Terasawa K. *Evidence-based Reconstruction of Kampō Medicine: Part-III – How Should Kampō be Evaluated?* Evidence-based Complementary and Alternative Medicine 2004; 1(3): 219–22.

[Terasawa et al. 2007] Terasawa K, Kita T, Sekiya N. *EBM Kampō*. Tokyo: Ishiyaku Shuppan; 2007.

[Tominaga et al. 2013] Tominaga K, Arakawa T. *Kampō medicines for gastrointestinal tract disorders: a review of basic science and clinical evidence and their future application*. Journal of Gastroenterology 2013; 48(4): 452–62.

[Watanabe 2013] Watanabe K. *Matorikkusu de wakaru kanpoyaku tsukaiwake no gokui*. Tokyo: Nankodo; 2013.

[Watanabe et al. 2011] Watanabe K, Matsuura K, Gao P, et al. *Traditional Japanese Kampō Medicine: Clinical Research between Modernity and Traditional Medicine-The State of Research and Methodological Suggestions for the Future*. Evidence-based Complementary and Alternative Medicine 2011: 513842.

[Watanabe et al. 2001] Watanabe S, Imanishi J, Satoh M, Ozasa K. *Unique place of Kampō (Japanese traditional medicine) in complementary and alternative medicine: a survey of doctors belonging to the regional medical association in Japan*. The Tohoku Journal of Experimental Medicine 2001; 194(1): 55–63.

[Yakubo et al. 2014] Yakubo S, Ito M, Ueda Y, et al. *Pattern Classification in Kampō Medicine*. Evidence-based Complementary and Alternative Medicine 2014: 535146.

[Yamakawa et al. 2013] Yamakawa Ji, Motoo Y, Moriya J, et al. *Role of Kampō Medicine in Integrative Cancer Therapy*. Evidence-based Complementary and Alternative Medicine 2013: 570848.

[Yu et al. 2006] Yu F, Takahashi T, Moriya J, et al. *Traditional Chinese Medicine and Kampō: A Review from the Distant past for the Future*. Journal of International Medical Research 2006; 34(3): 231–239.

Internet: https://nccih.nih.gov/health/integrative-health#cvsa, zuletzt geöffnet am 13.03.2018.